现代内科常见疾病诊治精要

XIANDAI NEIKE CHANGJIAN JIBING
ZHENZHI JINGYAO

■ 主编 史新霞 石 莉 杜 慧 杜立明

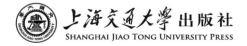

上海交通大学出版社
SHANGHAI JIAO TONG UNIVERSITY PRESS

内容提要

本书主要对神经内科疾病、心内科疾病、消化内科疾病和内分泌科疾病的病因、临床表现、辅助检查等做了简要介绍，重点对疾病的诊断方法和治疗策略进行了详细论述。本书不仅可作为内科医师进行临床诊治的参考用书，还可作为在校医学生的学习参考材料。

图书在版编目（CIP）数据

现代内科常见疾病诊治精要／史新霞等主编. --上海：上海交通大学出版社，2023.10
ISBN 978-7-313-27830-2

Ⅰ. ①现… Ⅱ. ①史… Ⅲ. ①内科—常见病—诊疗 Ⅳ. ①R5

中国版本图书馆CIP数据核字（2022）第254840号

现代内科常见疾病诊治精要
XIANDAI NEIKE CHANGJIAN JIBING ZHENZHI JINGYAO

主　　编：史新霞　石　莉　杜　慧　杜立明
出版发行：上海交通大学出版社　　　　　　地　　址：上海市番禺路951号
邮政编码：200030　　　　　　　　　　　　电　　话：021-64071208
印　　制：广东虎彩云印刷有限公司
开　　本：710mm×1000mm　1/16　　　　经　　销：全国新华书店
字　　数：213千字　　　　　　　　　　　　印　　张：12.25
版　　次：2023年10月第1版　　　　　　　插　　页：2
书　　号：ISBN 978-7-313-27830-2　　　　印　　次：2023年10月第1次印刷
定　　价：158.00元

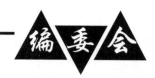

主 编

史新霞　石　莉　杜　慧

杜立明

副主编

孙　婧　孔凡好　赵　莹

编　委（按姓氏笔画排序）

马　娟（湖北省十堰市人民医院/湖北医药学院附属人民医院）

孔凡好（山东省青州荣军医院）

石　莉（山东省北大医疗鲁中医院）

史新霞（山东省新泰市中医医院）

孙　婧（江苏省南京鼓楼医院）

杜　慧（山东省兖矿新里程总医院）

杜立明（山东省宁阳县第一人民医院）

赵　莹（山东中医药大学）

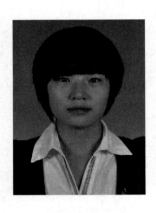

◎ **史新霞**

毕业于山东中医药大学中医内科学专业，现就职于山东省新泰市中医医院。擅长中西医结合治疗呼吸系统常见病及危重症，如感冒、支气管炎、慢性阻塞性肺疾病、肺部肿瘤、支气管哮喘、支气管扩张、间质性肺病、肺栓塞、成人急性呼吸窘迫综合征、急慢性呼吸衰竭等。发表论文7篇，出版著作1部。

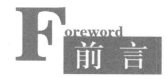

　　内科疾病是威胁人类健康的常见病和多发病，其发病率呈逐年上升的趋势，越来越引起社会各界特别是医学界的关注和重视。在当前的知识经济时代，竞争激烈、节奏加快、心身应激空前增多加重，加之人们生活方式、行为方式的改变，所有这些都构成了一些内科疾病的前提。越来越严重的人口老龄化现象，也使内科疾病的发病率逐渐上升。内科学是对医学科学发展产生重要影响的临床医学学科，其涉及面广、综合性强，是现代医学的重要组成部分。

　　随着内科学基础理论研究的深入、新技术的开展应用及临床经验的积累，医务工作者对临床常见内科疾病的病因、病理、分类、诊断、治疗和预后的认识发生了质的飞跃。广大医务工作者，特别是基层临床医师急需掌握这些新理论、新技术及新的诊疗规范，以指导自己的临床实践，提高对疾病的诊疗水平。为了在广大临床医师中普及和更新内科学新知识，满足临床内科医师的实际需要，编者总结多年的临床工作经验，结合内科学的最新研究进展，编撰了《现代内科常见疾病诊治精要》一书。

　　本书主要对神经内科疾病、心内科疾病、消化内科疾病和内分泌科疾病的病因、临床表现、辅助检查等做了简要介绍，重点对疾病的诊断方法和治疗策略进行了详细论述。本书在编写过程中紧跟内科学发展的前沿，将时下内科学发展的一些新观点、新技术和新方法融入其中，体现了内容的先进性、科学性的特点。本书不仅可作为内科医师进行临床诊治的参考用书,还可作为在校医学生的学习参考材料。

由于编者时间和篇幅有限,书中出现的各种疏漏甚或谬误恳请广大读者见谅,并望批评指正,以便再版时修正。

《现代内科常见疾病诊治精要》编委会
2022 年 6 月

Contents 目录

第一章

神经内科疾病

第一节 脑 栓 塞

一、病因、病机

(一)病因

中医学认为,本病病因不外乎虚(气虚、阴虚)、风(外风、肝风)、气(气滞、气逆)、血(血虚、血瘀)、瘀(痰瘀、血瘀)、痰(风痰、湿痰)、火(心火、肝火)诸端,单行致病或合而为疾,相互影响,相互作用,侵犯机体而突然发病。病变部位主要在脑,但与心、肝、脾、肾诸脏密切相关。

(二)病机

本病主要病机包括以下几个方面。

(1)积损正衰,卫外不固,脉络空虚,风邪动越,内风旋转上逆,气血上涌,阻于脑络而为病。

(2)气虚腠理不固,风邪侵袭,人中经络,气血被阻,筋脉失养。

(3)饮食不节,痰湿壅盛,外风引动,痰滞阻络而发病。

(4)忧思恼怒,五志化火,气机失调,心火暴盛,肝郁气滞,肝阳暴亢,风火相煽,气血菀上,脑脉被阻。

(5)气血两亏,气滞血瘀或血虚寒凝,阻滞经络。

二、临床表现

有 $50\% \sim 60\%$ 的患者在起病时有轻度意识障碍,但持续时间短;颈内动脉或大脑中动脉主干的大面积脑栓塞可发生严重脑水肿、颅内压增高、昏迷及抽搐发作;椎-基底动脉系统栓塞也可迅速发生昏迷。

任何年龄均可发病,但以青壮年多见。多在活动中突然发病,常无前驱表现,症状多在数秒至数分钟内发展至高峰,是发病最急的脑卒中,且多表现为完全性卒中。也可于安静时发病,约有1/3脑栓塞发生于患者睡眠中。其临床表现取决于栓子的性质和数量、部位、侧支循环的情况、栓子的变化过程、心脏功能与其他并发症等因素。个别病例因栓塞部位继发血栓向近端伸延、栓塞反复发生或继发出血,症状可于发病后数天内呈进行性加重或阶梯式。

局限性神经缺失症状与栓塞动脉供血区的功能相对应。约有4/5脑栓塞累及脑中动脉主干及其分支,出现失语、偏瘫、单瘫、偏身感觉障碍和局限性癫痫发作,偏瘫多以面部和上肢为主,下肢为辅;约有1/5发生在椎-基底动脉系统,表现为眩晕、复视、共济失调、交叉瘫、四肢瘫、发音及吞咽困难等;较大栓子偶可栓塞在基底动脉主干,造成突然昏迷、四肢瘫痪或基底动脉尖综合征。

大多数患者有易于产生血栓的原发疾病,如风湿性心脏病、冠心病和严重心律失常、心内膜炎等。部分病例有心脏手术史、长骨骨折、血管内治疗史等;部分病例有脑外多处栓塞证据,如球结膜、皮肤、肺、脾、肾、肠系膜等栓塞和相应的临床症状和体征。

三、实验室检查

(一)CT及MRI检查

CT及MRI检查可显示梗死灶呈多发性,见于两侧;或病灶大,呈以皮质为底的楔形,绝大多数位于大脑中动脉支配区,且同一大脑中动脉支配区常见多个同一时期梗死灶,可有缺血性梗死和出血性梗死的改变,出现出血性梗死更支持脑栓塞的诊断。一般于24～28小时后出现低密度梗死区。多数患者继发出血性梗死而临床症状并无明显加重,故应定期复查头颅CT,特别是发病在48～72小时内。MRI检查可发现颈动脉及主动脉狭窄程度,显示栓塞血管的部位。

(二)脑脊液检查

患者脑脊液压力一般正常,大面积栓塞性脑梗死患者脑脊液压力可增高。出血性梗死患者,脑脊液可呈血性或镜下可见红细胞;亚急性细菌性心内膜炎等感染性脑栓塞患者脑脊液白细胞计数增高,早期以中性粒细胞为主,晚期以淋巴细胞为主;脂肪栓塞患者脑脊液可见脂肪球。

(三)其他检查

由于脑栓塞作为心肌梗死的第一个症状者并不少见,且约有20%心肌梗死为无症状性,故心电图检查应作为常规,可发现心肌梗死、风心病、心律失常、冠状动脉供血不足和心肌炎的证据。超声心动图检查可证实心源性栓子的存在。颈动脉超声检查可发现颈动脉管腔狭窄、血流变化及颈动脉斑块,对颈动脉源性脑栓塞具有提示意义。血管造影时能见到栓塞性动脉闭塞有自发性消失趋势。

四、诊断及鉴别诊断

(一)诊断要点

(1)无前驱症状,突然发病,病情进展迅速且多在数分钟内达高峰。

(2)局灶性脑缺血症状明显,伴有周围皮肤、黏膜和/或内脏及肢体栓塞症状。

(3)明显的原发疾病和栓子来源。

(4)头颅 CT 和 MRI 检查能明确脑栓塞的部位、范围、数目及性质。

(二)鉴别诊断

病情发展稍慢时,须与脑血栓形成鉴别;脑脊液含血时,应与脑出血鉴别;昏迷者须排除可引起昏迷的其他全身性或颅内疾病;局限性抽搐亦须与其他原因所致的症状性癫痫鉴别。

五、治疗

(一)治疗总体思路

脑栓塞是由各种栓子所致的脑梗死,其治疗类同于脑血栓形成所致脑梗死的治疗。另外,还要积极处理不同性质的栓子及造成栓子的原发病,以达到减轻梗死造成的脑损伤、防止再栓塞、控制原发病的目的。

中医学治疗方面,若脑部症状较为突出,则多按脑血栓形成治疗;若原发病症状突出,则以辨治原发病为上。例如,心悸严重而偏瘫较轻,则以治疗心悸为主。

(二)中医学辨证治疗

脑栓塞属中医学内风、类中风之范畴,其病因在于患者平素气血亏虚,心、肝、脾、肾阴阳失调。加之忧思恼怒或饮酒饱食以致气虚血运受阻。气血瘀滞,脉络痹阻;或肾阴素亏,风阳内动,夹痰走窜经络;或痰湿偏盛,风夹痰浊,上蒙清窍,内闭经络,而形成上实下虚,阴阳互不维系的危急证候。

1.气虚血瘀

临床表现:半身不遂,言语不利或不语,口眼㖞斜,偏身麻木,面色㿠白,胸闷气短,乏力懒言,自汗心悸,手足肿胀。舌质暗淡,苔满白或白腻,脉沉细或细缓。

治法:益气活血,通经活络。

方剂及组成:补阳还五汤加减。黄芪 30 g,桃仁 10 g,红花 10 g,赤芍 20 g,当归尾 10 g,地龙 10 g,川芎 8 g,鸡血藤 20 g,木瓜 12 g,党参 15 g。水煎,口服,每天 1 剂。

加减:下肢瘫软无力甚者加桑寄生、鹿筋等补筋壮骨;上肢偏废者加桂枝通络;患侧手足肿甚者加茯苓、泽泻、薏苡仁、防己淡渗利湿;兼见言语不利加郁金、石菖蒲、远志,祛痰利窍;兼口眼㖞斜加白附子、全蝎、僵蚕祛风通络;肢体麻木加陈皮、半夏、茯苓、胆南星理气燥湿而祛风痰;大便秘结加火麻仁、郁李仁、肉苁蓉润肠通便。

2.风痰瘀血,痹阻脉络

临床表现:突然肢体瘫痪,口舌㖞斜,舌强语謇或不语,偏身麻木,头晕目眩,心胸憋闷,心悸。舌质暗淡,苔薄白或白腻,脉弦滑。

治法:化痰息风,活血通络。

方剂及组成:半夏白术天麻汤合丹参饮加减。半夏 10 g,生白术 10 g,天麻 10 g,胆南星 6 g,香附 15 g,紫丹参 30 g,砂仁 10 g,酒大黄 5 g,檀香 12 g,茯苓 12 g。水煎,口服,每天 1 剂。

加减:风痰甚者加僵蚕、胆南星以息风祛痰;兼气虚者加党参补气;头痛甚者加蔓荆子以清利头目。

3.阴虚风动

临床表现:半身不遂,言语不利或不语,口眼㖞斜,偏身麻木,少寐多梦,心悸烦躁,脑晕耳鸣,手足心热。舌质红绛或暗红,少苔或无苔,脉细弦或弦数。

治法:育阴息风。

方剂及组成:自拟方。生地黄 20 g,玄参 15 g,女贞子 15 g,钩藤 30 g,白芍 20 g,桑寄生 30 g,丹参 15 g,益母草 15 g,鸡血藤 20 g,首乌 15 g。水煎,口服,每天 1 剂。

加减:痰热甚者加胆南星,竹沥(冲服)清热祛痰。

4.痰湿蒙蔽心神

临床表现:素体多为阳虚,湿痰内蕴,神昏,半身不遂而肢体松懈瘫软不温,甚则四肢逆冷,面色灰暗,痰涎壅盛,心悸气短,舌质暗红,苔白腻,脉沉滑或沉缓。

治法:温阳化痰,醒神开窍。

方剂及组成:真武汤合涤痰汤加减。茯苓 20 g,制附子 6 g,肉桂 5 g,制半夏 10 g,陈皮 9 g,枳实 10 g,胆南星 6 g,石菖蒲 10 g,竹茹 10 g,远志 10 g,生姜 3 片。水煎,口服,每天 1 剂。

(三)验方精选

(1)气虚血瘀宜选:①人参再造丸,每次 1 丸,2 次/天,口服;②生脉饮,每次 10 mL,3 次/天,口服;③偏瘫复原丸,每次 1 丸,2 次/天,温黄酒或温开水送服。

(2)风痰瘀血痹阻脉络宜选:①大活络丸,每次 1 丸,2 次/天,口服;②散风活络丸,每次 1 丸,2 次/天,口服;③小活络丸,每次 1 丸,2 次/天,口服。

(3)阴虚风动宜选:①柏子养心丸,每次 1 丸,2 次/天,口服;②壮骨关节丸,每次 6 g,3 次/天,口服。

(4)痰湿蒙蔽心神宜选:①速效救心丸,每次 1 丸,2 次/天,口服;②苏合香丸,每次 1 丸,2 次/天,口服。

(5)葛根粉 250 g,荆芥穗 50 g,豆豉 150 g。葛根粉做面条,荆芥穗、豆豉共煮沸,去渣留汁,葛根粉面条放药汁中煮熟,空腹食。本方祛风,适用于中风,语言謇涩,神昏,手足不遂。

(6)秦艽 10 g,当归 9 g,甘草 6 g,羌活 16 g,防风 12 g,白芷、茯苓各 9 g,石膏 15 g,川芎 12 g,白芍 15 g,独活 10 g,黄芩 12 g,生、熟地黄各 12 g,白术 9 g,细辛 10 g。水煎服,每天 1 剂,分 2 次服。本方祛风通络,活血化瘀,适用于经络空虚所致的中风。

(7)怀牛膝 12 g,龙骨 20 g,生白芍 12 g,天冬 10 g,麦芽 15 g,代赭石 500 g,牡蛎 30 g,玄参 10 g,川楝子 9 g,茵陈 10 g,甘草 6 g,龟甲 9 g。水煎服,每天 1 剂,分 2 次服。本方育阴潜阳,镇肝息风,适用于肝肾阴虚,风阳上扰所致的中风。

(8)红花陈皮饮:红花 10 g,陈皮 10 g,煎水 500 mL,放入红糖 50 g,每天 2 次分服,连服数天。方中红花活血通络,陈皮燥湿化痰,红糖暖中活血,共奏活血祛瘀、化痰通络之效。主治痰瘀互结、阻滞脉络之中风先兆,症见头重如裹、头痛、痛有定处,恶心,咯吐痰浊,肢麻,猝然半身不遂,旋而又复者。

(9)熟地黄、枸杞子、山茱萸各 12 g,橘红 10 g,半夏 9 g,茯苓 15 g,石菖蒲 10 g,郁金 12 g,丹参、赤芍各 15 g,鲜荷叶 10 g。水煎服,每天 1 剂,早晚 2 次分服。本方为山西著名中医畅达验方,功能益肾填精,化痰清脑,临床上主要治疗脑动脉粥样硬化、中风先兆、中风后遗症。症见头闷不清、昏眩不定、语言謇涩、痰多涎盛、胸闷纳呆、腰膝酸软、失眠健忘、足如踏絮、夜尿频数、舌苔厚腻、脉弦滑。本方在临床运用中当分痰饮之寒热,辨肾虚之阴阳各异随证加减。若畏寒肢冷阳痿尿频,脉沉弱,偏肾阳虚者,可加淫羊藿、菟丝子;若五心烦热,面色红赤,脉沉细数,偏肾阴虚者,可加丹皮、女贞子、墨旱莲;若烦热少寐,便秘呕恶,舌红苔黄厚,痰热盛者,可加胆南星、瓜蒌、栀子;若痰清涎稀,舌胖苔白水滑,痰饮偏寒者,可加苍术、白术、干姜、白芥子;若肢体麻木,活动受限,舌质瘀暗,痰瘀阻络者,可加桃仁、红花、丝瓜络;若眩晕耳鸣,肢麻不仁较甚,血压升高明显,兼风阳上扰者,可加天麻、钩藤、地龙、代赭石。

(四)单方或复方中药注射剂

1.舒血宁注射液

从名贵药材银杏叶中提取的银杏内酯、黄酮醇苷经进一步提纯精制而成。具有扩张血管,改善循环等功能。每次取 20~40 mL 用生理盐水 250~500 mL 稀释后缓慢静脉滴注,每天 1 次。

2.注射用灯盏花素

从灯盏花中提取而来,其有效成分为灯盏花素。它具有散寒解表、祛风除湿、活血化瘀的作用,能扩张脑血管,增加脑组织血液灌注量,改善微循环,降低血液黏稠度,抑制血小板聚集,促进纤溶,预防和治疗血栓。此外,它还具有抑制环氧化酶和抑制血栓素 A2(TXA2)生成的作用,起到抗凝、降血脂的作用。取灯盏花素注射液 30 mL 加入 10%葡萄糖或生理盐水 250 mL 内静脉滴注,每天 1 次,连用 20 天。

3.注射用磷酸川芎嗪

注射用磷酸川芎嗪主要成分为磷酸川芎嗪,化学名为 2,3,5,6-四甲基吡嗪磷酸盐。功能主治:本品具有抗血小板聚集的作用,并对已聚集的血小板有解聚作用,还可扩张小动脉,改善微循环和增加脑血流量,用于缺血性脑血管疾病。

静脉滴注,1 次 50~100 mg,缓慢滴注,宜在 3~4 小时滴完,每天 1 次,10~15 天为 1 个疗程。

4.刺五加注射液

刺五加注射液可平补肝肾,益精壮骨。用于肝肾不足所致的短暂性脑缺血发作,脑动脉硬化、脑血栓形成、脑栓塞等。亦可用于冠心病心绞痛合并神经衰弱和更年期综合征等。静脉滴注,1 次 300~500 mg,每天 1 或 2 次。

5.注射用血塞通

从名贵中药三七中提取的总皂苷,经过进一步提纯精制而成,具有活血化瘀、通脉活络、抑制血小板聚集和增加心脑血管流量等功能,是治疗心脑血管疾病十分有效的药品,被誉为"心脑血管疾病"的克星,其主要成分为人参皂苷Rbl、Rg1和三七皂苷R1。200～400 mg,以5％～10％葡萄糖注射液250～500 mL稀释后缓慢静点,每天1次,15天为1个疗程,停药1～3天可进行第2个疗程。亦可每天1次,每次200 mg以25％～50％葡萄糖注射液稀释后缓慢静脉注射。糖尿病患者可用生理盐水代替葡萄糖注射液。

(五)针灸治法

(1)气虚血瘀:取肩髃、曲池、合谷、足三里、手三里等穴。

(2)风痰瘀血,痹阻脉络:取哑门、廉泉、下关、地仓、曲池、肩髃、合谷等穴。

(3)阴虚风动:取神门、足三里、解溪、太冲、风池等穴。

第二节　腔隙性脑梗死

腔隙性脑梗死是因长期高血压引起脑深部白质及脑干穿通动脉病变和闭塞、导致的缺血性微梗死,缺血、坏死和液化脑组织由吞噬细胞移走形成腔隙,故称为腔隙性梗死。这种梗死多发生在脑的深部,尤其是基底节区、丘脑和脑桥。梗死灶较小,直径一般不超过1.5 cm。约占急性缺血性脑卒中的20％,是脑梗死的一种常见类型,好发于70～80岁的老年人,8％左右发生于50岁以下。尸检发生率为6％～11％。

一、病因病机

根据中医学理论,本病的发病机制乃元气亏虚、肝肾阴阳失调所致。以肝肾阴亏、肝阳上亢、肝风内动为本,以风、火、痰、瘀为标。《医林改错》云:"元气亏,经络自然空虚,有空虚之隙,难免其气向一边归并。"《医学衷中参西录》云:"气血虚者,其经络多瘀滞……以化其瘀滞则偏枯、痿废自易愈也。"腔隙性脑梗死的临床所见,大多有病程较长的高血压、糖尿病、高血脂等病史,且年龄偏大。患者年迈,肾元已亏,水不涵木,木少滋荣,易出现肝阳偏亢,虚风内动。正气亏虚,气不行血,脑脉失养,终致气虚血瘀,脑窍失润。在肝肾阴阳失调的基础上,若因情志不调,往往急性发病,可以表现为肝阳化风,若因饮食失宜,伤及脾运,或肝阳化火炼液为痰,还可表现为风痰阻络、上蒙清窍的证候。

二、临床表现

本病大多呈急性或亚急性起病,出现偏瘫等局灶体征。也有少数临床无局灶体征者,或者仅表现为头痛、头晕。

腔隙性脑梗死的临床表现决定于腔隙的独特位置,由此可将其临床症状归纳为20多种类型:①纯运动性轻偏瘫;②纯感觉性卒中或短暂性脑缺血发作(TIA);③共济失调性轻偏瘫;④构音障碍-手笨拙综合征;⑤合并运动性失语的轻偏瘫;⑥面部幸免的轻偏瘫;⑦中脑丘脑综合征;⑧丘脑性痴呆;⑨合并水平凝视麻痹的轻偏瘫;⑩合并动眼神经瘫的交叉轻偏瘫;⑪合并展神经瘫的交叉轻偏瘫;⑫合并神经错乱的轻偏瘫;⑬合并动眼神经瘫的交叉小脑共济失调;⑭感觉运动性卒中(丘脑内囊综合征);⑮半身投掷动作;⑯基底动脉下部分支综合征;⑰延髓外侧综合征;⑱桥延外侧综合征;⑲记忆丧失综合征;⑳闭锁综合征(双侧轻偏瘫);㉑其他,包括一侧下肢无力易于跌倒,纯构音障碍,急性丘脑张力障碍。临床上较为常见的有以下5型。

(一)纯运动性轻障碍

纯运动性轻障碍为腔隙综合征中最常见类型,占60%左右。表现为一侧的轻偏瘫,而不伴有失语、感觉障碍或视野缺损。病灶多在对侧放射冠、内囊、脑桥或延脑。

(二)纯感觉性障碍

纯感觉性障碍也是常见腔隙性脑梗死类型。表现为一侧面部与肢体有麻木、牵拉、发热、针刺与沉重感,无偏瘫、偏盲或失语等。多为主观感觉异常,检查时极少有客观感觉缺失体征。感觉在正中线无交叉,病灶多在对侧丘脑腹中间核。

(三)构音障碍-手笨拙综合征

构音障碍-手笨拙综合征表现为严重的构音障碍。可伴有吞咽困难、中枢性面瘫、舌瘫与锥体束征,病灶对侧偏身共济失调。上肢重于下肢,无力与笨拙,手的精细运动欠准确,指鼻实验不稳。病灶在脑桥基底部上、中1/3交界或内囊膝部及前肢。

(四)共济失调性轻偏瘫

共济失调性轻偏瘫表现为共济失调和无力,下肢重于上肢,伴有锥体束征。共济失调不能完全用无力来解释。多为对侧放射冠汇集至内囊处,或在脑桥基底部皮质脑桥通路受损所致。

(五)感觉、运动性障碍

感觉、运动性障碍表现为感觉障碍比瘫痪重,无意识障碍及失语。病灶位于丘脑腹后外侧核及内囊后肢。

三、辅助检查

(一)CT 检查

CT 检查可见深穿支供血区单个或多个直径为 2~15 mm 的病灶,呈圆形、卵圆形、长方形或楔形腔隙性阴影,边界清晰,无占位效应,增强时可见轻度斑片状强化。以基底节、皮质下白质和内囊多见,其次为丘脑及脑干,阳性率为 60％~96％。CT 检查对腔隙性梗死的发现率与病灶的部位、大小及检查的时间有关。CT 检查可发现直径在 2 mm 以上,体积在 0.1 mL 以上的腔隙病灶,但由于伪影的干扰使脑干的腔隙病灶不易检出。CT 检查最好在发病 7 天内进行。腔隙性梗死发病 10 天内的检出率通常为 79％,3 个月内检出率为 92％,7 个月内检出率为 69％。

(二)MRI 检查

MRI 检查显示腔隙病灶呈 T_1 等信号或低信号,T_2 高信号,T_2 加权像阳性率几乎可达 100％。与 CT 检查相比,可清晰显示脑干病灶;可对病灶进行准确定位,并能区分陈旧性腔隙系由于腔隙性梗死或颅内小出血所致,是最有效的检查方法。

(三)其他

脑电图、脑脊液检查及脑血管造影无肯定的阳性发现。正电子发射体层成像(PET)和单光子发射断层扫描术(SPECT)检查通常在早期即可发现脑组织的缺血变化。颈动脉多普勒超声检查可发现颈动脉粥样硬化斑块。

四、诊断及鉴别诊断

(一)诊断要点

目前,国内外尚无统一的诊断标准,以下标准可资参考。

(1)中年以后发病,有长期高血压病史。

(2)临床表现符合腔隙综合征之一。

(3)CT 或 MRI 等影像学检查可证实存在与神经功能缺失一致的病灶。

(4)脑电图(EEG)、腰椎穿刺等检查均无肯定的阳性发现。

(5)预后良好,多数患者可于短期内恢复。

(二)鉴别诊断

腔隙综合征的病因除梗死之外,还包括小量脑出血、感染、囊虫病、烟雾病(Moyamoya)、脑脓肿、颅外段颈动脉闭塞、脑桥出血、脱髓鞘病和转移瘤等,故在临床诊断中应注意鉴别非梗死性腔隙病变。

五、治疗

(一)治疗总体思路

目前尚无有效的治疗方法。由于腔隙性梗死大多发生在终末支,没有侧支循环,故治疗主要在于预防疾病的复发,必要时可针对病因及症状做出相应处理。急性期应避免溶栓、过度脱水、降血压过猛等不适当的治疗;恢复期要控制好血压,防止复发。中医学可采用益气养阴、活血化瘀类中药,因其作用综合而和缓,对神经功能康复颇有益处,可参考脑血栓形成进行辨治。

(二)辨证治疗

根据本病的临床表现,中医学辨证大多分为风痰阻络、气虚血瘀、痰(湿)瘀痹阻、风火上扰4型。

1.风痰阻络

临床表现:头昏头重,甚者头重如裹,肢沉乏力、麻木,舌强语謇,舌质淡红、苔薄腻,脉弦滑。

治法:养血息风,化痰通络。

方剂及组成:大秦艽汤加减。秦艽、羌活、独活、赤芍、当归、防风、生地黄、细辛、全蝎、胆南星、炙僵蚕、乌梢蛇、地龙、茯苓、白芷等。

2.气虚血瘀

临床表现:半身酸软乏力,头昏头痛,语言謇涩,小便频,偶有心悸、胸闷痛。舌质暗紫、苔薄白,脉细涩。

治法:益气,活血,通络。

方剂及组成:补阳还五汤加减。黄芪、当归、赤芍、地龙、丹参、川芎、石菖蒲、太子参、桃仁、红花、罗布麻叶等。

3.痰瘀痹阻

临床表现:头昏沉重或头痛,语謇肢麻或行走不利,舌暗苔腻,脉滑。

治法:活血祛瘀,化痰通络。

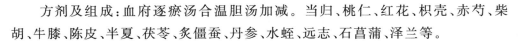

方剂及组成:血府逐瘀汤合温胆汤加减。当归、桃仁、红花、枳壳、赤芍、柴胡、牛膝、陈皮、半夏、茯苓、炙僵蚕、丹参、水蛭、远志、石菖蒲、泽兰等。

4.风火上扰

临床表现:头目眩晕或头痛,肢麻或步态不稳或肢抖,目胀耳鸣,心烦失眠。舌质红、苔薄黄,脉弦数。

治法:疏风散邪,清热降火。

方剂及组成:天麻钩藤饮加减。天麻、川芎、石决明、栀子、牛膝、葛根、桑寄生、夜交藤、炙僵蚕、胆南星、续断、益母草、制首乌、制黄精等。

(三)验方精选

1.天蝎蜈蚣汤

天麻15 g,全蝎12 g,蜈蚣3条,丹参30 g,赤芍15 g,川芎15 g,胆南星9 g,石菖蒲15 g,远志15 g,地龙15 g,炙黄芪30 g,川牛膝15 g,鸡血藤15 g,千年健15 g,伸筋草15 g,甘草30 g。若兼有冠心病见胸闷心悸诸症,加瓜蒌30 g,檀香12 g,砂仁9 g,太子参15 g。兼糖尿病见消瘦,口干舌红加生石膏30 g,白芍15 g,葛根15 g,黄连6 g。兼高血压见眩晕耳鸣,加罗布麻15 g,夏枯草15 g,钩藤15 g,生石决明30 g。兼高脂血症加生山楂30 g,绞股蓝15 g,决明子30 g等。上述药物每天1剂,15天为1个疗程。

2.复元益气活血汤

黄芪20～30 g,党参、淫羊藿、红花、陈皮、蒲黄各10 g,水蛭10～15 g,全蝎6 g,川芎、赤芍、补骨脂各15 g,山楂25 g。每天1剂,用水煎取250 mL,分2次温服,15天为1个疗程。

3.养阴和瘀方

虎杖20 g,炮甲片10 g,丹参15 g,川芎12 g,枸杞子15 g,首乌12 g,生地黄10 g,制黄精20 g。水煎服,每天1剂,14天为1个疗程。

4.祛瘀通络方

乳香10 g,没药10 g,胆南星10 g,当归24 g,丹参15 g,黄芪40 g,法半夏12 g,茯苓20 g。水煎服,每天1剂,30天为1个疗程。

(四)选用中药制剂治疗

如脑心通胶囊、中风回春胶囊、丹红注射液、龙生蛭胶囊、华佗再造丸、复方血栓通胶囊、通心络胶囊、谷红注射液、脉络宁注射液、血栓通注射液、稳心颗粒、人参再造丸、参麦注射液等。

第三节 脑 出 血

脑出血(intracerebral hemorrhage,ICH)也称脑溢血,是指原发性非外伤性脑实质内出血,故又称原发性或自发性脑出血。脑出血是由脑内的血管病变破裂而引起的出血,绝大多数是高血压伴发小动脉微动脉瘤在血压骤升时破裂所致,称为高血压性脑出血。主要病理特点为局部脑血流变化、炎症反应,以及脑出血后脑血肿的形成和血肿周边组织受压、水肿、神经细胞凋亡。80%的脑出血发生在大脑半球,20%发生在脑干和小脑。脑出血起病急骤,临床表现为头痛、呕吐、意识障碍、偏瘫、偏身感觉障碍等。在所有脑血管疾病患者中,脑出血占20%~30%,年发病率为(60~80)/10万,急性期病死率为30%~40%,是病死率和致残率很高的常见疾病。该病常发生于40~70岁,其中>50岁的人群发病率最高,达93.6%,但近年来发病年龄有越来越年轻的趋势。

一、病因与发病机制

(一)病因

高血压及高血压合并小动脉硬化是ICH的最常见病因,约有95%的ICH患者患有高血压。其他病因有先天性动静脉畸形或动脉瘤破裂、脑动脉炎血管壁坏死、脑瘤出血、血液病并发脑内出血、烟雾病、脑淀粉样血管病变、梗死性脑出血、药物滥用、抗凝或溶栓治疗等。

(二)发病机制

尚不完全清楚,与下列因素相关。

1.高血压

持续性高血压引起脑内小动脉或深穿支动脉壁脂质透明样变性和纤维蛋白样坏死,使小动脉变脆,血压持续升高引起动脉壁疝或内膜破裂,导致微小动脉瘤或微夹层动脉瘤。血压骤然升高时血液自血管壁渗出或动脉瘤壁破裂,血液进入脑组织形成血肿。此外,高血压引起远端血管痉挛,导致小血管缺氧坏死、血栓形成、斑点状出血及脑水肿,继发脑出血,可能是子痫时高血压脑出血的主要机制。脑动脉壁中层肌细胞薄弱,外膜结缔组织少且缺乏外层弹力层,豆纹动脉等穿动脉自大脑中动脉近端呈直角分出,受高血压血流冲击易发生粟粒状动脉瘤,使深穿支动脉成为脑出血的主要好发部位,故豆纹动脉外侧支称为出血动脉。

2.淀粉样脑血管病

它是老年人原发性非高血压性脑出血的常见病因,好发于脑叶,易反复发生,常表现为多发性脑出血。发病机制不清,可能为血管内皮异常导致渗透性增加,血浆成分包括蛋白酶侵入血管壁,形成纤维蛋白样坏死或变性,导致内膜透明样增厚,淀粉样蛋白沉积,使血管中膜、外膜被淀粉样蛋白取代,弹性膜及中膜平滑肌消失,形成蜘蛛状微血管瘤扩张,当情绪激动或活动诱发血压升高时血管瘤破裂引起出血。

3.其他因素

血液病如血友病、白血病、血小板减少性紫癜、红细胞增多症、镰状细胞病等可因凝血功能障碍引起大片状脑出血。肿瘤内异常新生血管破裂或侵蚀正常脑血管也可导致脑出血。维生素 B_1、维生素 C 缺乏或毒素(如砷)可引起脑血管内皮细胞坏死,导致脑出血,出血灶特点通常为斑点状而非融合成片。结节性多动脉炎、病毒性和立克次体性疾病等可引起血管床炎症,炎症致血管内皮细胞坏死、血管破裂发生脑出血。脑内小动、静脉畸形破裂可引起血肿,脑内静脉循环障碍和静脉破裂亦可导致出血。血液病、肿瘤、血管炎或静脉窦闭塞性疾病等所致脑出血亦常表现为多发性脑出血。

(三)脑出血后脑水肿的发生机制

脑出血后机体和脑组织局部发生一系列病理生理反应,其中自发性脑出血后最重要的继发性病理变化之一是脑水肿。由于血肿周围脑组织形成水肿带,继而引起神经细胞及其轴突的变性和坏死,成为患者病情恶化和死亡的主要原因之一。目前认为,ICH 后脑水肿与占位效应、血肿内血浆蛋白渗出和血凝块回缩、血肿周围继发缺血、血肿周围组织炎症反应、水通道蛋白-4(AQP-4)及自由基级联反应等有关。

1.占位效应

占位效应主要是通过机械性压力和颅内压增高引起。巨大血肿可立即产生占位效应,造成周围脑组织损害,并引起颅内压持续增高。早期主要为局灶性颅内压增高,随后发展为弥漫性颅内压增高,而颅内压的持续增高可引起血肿周围组织广泛性缺血,并加速缺血组织的血管通透性改变,引发脑水肿形成。同时,脑血流量降低、局部组织压力增加可促发血管活性物质从受损的脑组织中释放,破坏血-脑屏障,引发脑水肿形成。因此,血肿占位效应虽不是脑水肿形成的直接原因,但可通过影响脑血流量、周围组织压力以及颅内压等因素,间接地在脑出血后脑水肿形成机制中发挥作用。

2.血肿内血浆蛋白渗出和血凝块回缩

血肿内血液凝结是脑出血超急性期血肿周围组织脑水肿形成的首要条件。在正常情况下,脑组织细胞间隙中的血浆蛋白含量非常低,但在血肿周围组织细胞间隙中却可见血浆蛋白和纤维蛋白聚积,这可导致细胞间隙胶体渗透压增高,使水分渗透到脑组织内形成水肿。此外,血肿形成后由于血凝块回缩,使血肿腔静水压降低,这也将导致血液中的水分渗透到脑组织间隙形成水肿。凝血连锁反应激活、血凝块回缩(血肿形成后血块分离成1个红细胞中央块和1个血清包绕区)以及纤维蛋白沉积等,在脑出血后血肿周围组织脑水肿形成中发挥着重要作用。血凝块形成是脑出血血肿周围组织脑水肿形成的必经阶段,而血浆蛋白(特别是凝血酶)则是脑水肿形成的关键因素。

3.血肿周围继发缺血

脑出血后血肿周围局部脑血流量显著降低,而脑血流量的异常降低可引起血肿周围组织缺血。一般在脑出血后6~8小时,血红蛋白和凝血酶释出细胞毒性物质,兴奋性氨基酸释放增多等,细胞内钠聚集,则引起细胞毒性水肿;在出血后4~12小时,血-脑屏障开始破坏,血浆成分进入细胞间液,则引起血管源性水肿。同时,脑出血后形成的血肿在降解过程中,产生的渗透性物质和缺血的代谢产物,也使组织间渗透压增高,促进或加重脑水肿,从而形成血肿周围半暗带。

4.血肿周围组织炎症反应

脑出血后血肿周围中性粒细胞、巨噬细胞和小胶质细胞活化,血凝块周围活化的小胶质细胞和神经元中白介素-1(IL-1)、白介素-6(IL-6)、细胞间黏附因子-1(ICAM-1)和肿瘤坏死因子-α(TNF-α)表达增加。临床研究采用双抗夹心酶联免疫吸附试验检测41例脑出血患者脑脊液IL-1和S100蛋白含量发现,急性患者脑脊液IL-1水平显著高于对照组,提示IL-1可能促进了脑水肿和脑损伤的发展。ICAM-1在中枢神经系统中分布广泛。Gong等的研究证明,脑出血后12小时神经细胞开始表达ICAM-1,3天达高峰,持续10天逐渐下降;脑出血后1天时血管内皮开始表达ICAM-1,7天达高峰,持续2周。表达ICAM-1的白细胞活化后能产生大量蛋白水解酶,特别是基质金属蛋白酶(MMP),促使血-脑屏障通透性增加,血管源性脑水肿形成。

5.水通道蛋白-4(AQP-4)与脑水肿

过去一直认为水的跨膜转运是通过被动扩散实现的,而水通道蛋白(AQP)

的发现完全改变了这种认识。现在认为，水的跨膜转运实际上是一个耗能的主动过程，是通过 AQP 实现的。AQP 在脑组织中广泛存在，可能是脑脊液重吸收、渗透压调节、脑水肿形成等生理、病理过程的分子生物学基础。迄今已发现的 AQP 至少存在 10 种亚型，其中 AQP-4 和 AQP-9 可能参与血肿周围脑组织水肿的形成。实验研究脑出血后不同时间点大鼠脑组织 AQP-4 的表达分布发现，对照组和实验组未出血侧 AQP-4 在各时间点的表达均为弱阳性，而水肿区从脑出血后 6 小时开始表达增强，3 天时达高峰，此后逐渐回落，1 周后仍明显高于正常组。另外，随着出血时间的推移，出血侧 AQP-4 表达范围不断扩大，表达强度不断增强，并且与脑水肿严重程度呈正相关。以上结果提示，脑出血能导致细胞内外水和电解质失衡，细胞内外渗透压发生改变，激活位于细胞膜上的 AQP-4，进而促进水和电解质通过 AQP-4 进入细胞内导致细胞水肿。

6.自由基级联反应

脑出血后脑组织缺血缺氧发生一系列级联反应造成自由基浓度增加。自由基通过攻击脑内细胞膜磷脂中多聚不饱和脂肪酸和脂肪酸的不饱和双键，直接造成脑损伤发生脑水肿；同时引起脑血管通透性增加，亦加重脑水肿从而加重病情。

二、病理

肉眼所见：脑出血病例尸检时脑外观可见到明显动脉粥样硬化，出血侧半球膨隆肿胀，脑回宽、脑沟窄，有时可见少量蛛网膜下腔积血，颞叶海马与小脑扁桃体处常可见脑疝痕迹，出血灶一般在 2～8 cm，绝大多数为单灶，仅有 1.8%～2.7%为多灶。常见的出血部位为壳核出血，出血向内发展可损伤内囊，出血量大时可破入侧脑室。丘脑出血时，血液常穿破第三脑室或侧脑室，向外可损伤内囊。脑桥和小脑出血时，血液可穿破第四脑室，甚至可经中脑导水管逆行进入侧脑室。原发性脑室出血，出血量小时只侵及单个脑室或多个脑室的一部分；大量出血时全部脑室均可被血液充满，脑室扩张积血形成铸型。脑出血血肿周围脑组织受压，水肿明显，颅内压增高，脑组织可移位。幕上半球出血，血肿向下破坏或挤压丘脑下部和脑干，使其变形、移位和继发出血，并常出现小脑幕疝；如中线部位下移可形成中心疝；颅内压增高明显或小脑出血较重时均易发生枕骨大孔疝，这些都是导致患者死亡的直接原因。急性期后，血块溶解，含铁血黄素和破坏的脑组织被吞噬细胞清除，胶质增生，小出血灶形成胶质瘢痕，大者形成囊腔，称为中风囊，腔内可见黄色液体。

显微镜观察可分为3期。①出血期:可见大片出血,红细胞多新鲜,出血灶边缘多出现坏死;软化的脑组织内,神经细胞消失或呈局部缺血改变,常有多形核白细胞浸润。②吸收期:出血24～36小时即可出现胶质细胞增生,小胶质细胞及来自血管外膜的细胞形成格子细胞,少数格子细胞含铁血黄素;星形胶质细胞增生及肥胖变性。③修复期:血液及坏死组织渐被清除,组织缺损部分由胶质细胞、胶质纤维及胶原纤维代替,形成瘢痕,出血灶较小可完全修复,较大则遗留囊腔;血红蛋白代谢产物长久残存于瘢痕组织中,呈现棕黄色。

三、临床表现

(一)症状与体征

1.意识障碍

多数患者发病时很快出现不同程度的意识障碍,轻者可呈嗜睡,重者可昏迷。

2.高颅内压

高颅内压表现为头痛、呕吐。头痛以病灶侧为重,意识蒙眬或浅昏迷,可见患者用健侧手触摸病灶侧头部;呕吐多为喷射性,呕吐物为胃内容物,如合并消化道出血可为咖啡样物。

3.偏瘫

病灶对侧肢体瘫痪。

4.偏身感觉障碍

病灶对侧肢体感觉障碍,主要是痛觉、温度觉减退。

5.脑膜刺激征

脑膜刺激征见于脑出血已破入脑室、蛛网膜下腔以及脑室原发性出血之时,可有颈项强直或强迫头位,Kernig征阳性。

6.失语症

优势半球出血者多伴有运动性失语症。

7.瞳孔与眼底异常

瞳孔可不等大、双瞳孔缩小或散大。眼底可有视网膜出血和视盘水肿。

8.其他症状

如心律不齐、呃逆、呕吐咖啡样胃内容物、呼吸节律紊乱、体温迅速上升及心电图异常等变化。脉搏常有力或缓慢,血压多升高,可出现肢端发绀,偏瘫侧多汗,面色苍白或潮红。

(二)不同部位脑出血的临床表现

1.基底节区出血

基底节区出血为脑出血中最多见者,占 60%～70%。其中壳核出血最多,约占脑出血的 60%,主要是豆纹动脉尤其是其外侧支破裂引起;丘脑出血较少,约占 10%,主要是丘脑穿动脉或丘脑膝状体动脉破裂引起;尾状核及屏状核等出血少见。虽然各核出血有其特点,但出血较多时均可侵及内囊,出现一些共同症状。现将常见的症状分轻、重两型叙述如下。

(1)轻型:多属壳核出血,出血量一般为数毫升至 30 mL,或为丘脑小量出血,出血量仅数毫升,出血限于丘脑或侵及内囊后肢。患者突然头痛、头晕、恶心呕吐、意识清楚或轻度障碍,出血灶对侧出现不同程度的偏瘫,亦可出现偏身感觉障碍及偏盲(三偏征),两眼可向病灶侧凝视,优势半球出血可有失语。

(2)重型:多属壳核大量出血,向内扩展或穿破脑室,出血量可达 30～160 mL;或丘脑较大量出血,血肿侵及内囊或破入脑室。发病突然,意识障碍重,鼾声明显,呕吐频繁,可吐咖啡样胃内容物(由胃部应激性溃疡所致)。丘脑出血病灶对侧常有偏身感觉障碍或偏瘫,肌张力低,可引出病理反射,平卧位时,患侧下肢呈外旋位。但感觉障碍常先于或重于运动障碍,部分病例病灶对侧可出现自发性疼痛。常有眼球运动障碍(眼球向上注视麻痹,呈下视内收状态)。瞳孔缩小或不等大,一般为出血侧散大,提示已有小脑幕疝形成;部分病例有丘脑性失语(言语缓慢而不清、重复言语、发音困难、复述差,朗读正常)或丘脑性痴呆(记忆力减退、计算力下降、情感障碍、人格改变等)。如病情发展,血液大量破入脑室或损伤丘脑下部及脑干,昏迷加深,出现去大脑强直或四肢弛缓,面色潮红或苍白,出冷汗,鼾声大作,中枢性高热或体温过低,甚至出现肺水肿、上消化道出血等内脏并发症,最后多发生枕骨大孔疝死亡。

2.脑叶出血

脑叶出血又称皮质下白质出血。应用 CT 以后,发现脑叶出血约占脑出血的 15%,发病年龄为 11～80 岁,40 岁以下占 30%,年轻人多由血管畸形(包括隐匿性血管畸形)、Moyamoya 病引起,老年人常见于高血压动脉硬化及淀粉样血管病等。脑叶出血以顶叶最多见,以后依次为颞叶、枕叶、额叶,有 40% 为跨叶出血。脑叶出血除意识障碍、颅内高压和抽搐等常见症状外,还有各脑叶的特异表现。

(1)额叶出血:常有一侧或双侧的前额痛、病灶对侧偏瘫。部分病例有精神行为异常、凝视麻痹、言语障碍和癫痫发作。

(2)顶叶出血:常有病灶侧颞部疼痛;病灶对侧的轻偏瘫或单瘫、深浅感觉障碍和复合感觉障碍;体象障碍、手指失认和结构失用症等,少数病例可出现下象限盲。

(3)颞叶出血:常有耳部或耳前部疼痛,病灶对侧偏瘫,但上肢瘫重于下肢,中枢性面、舌瘫,可有对侧上象限盲;优势半球出血可出现感觉性失语或混合性失语;可有颞叶癫痫、幻嗅、幻视、兴奋、躁动等精神症状。

(4)枕叶出血:可出现同侧眼部疼痛,同向性偏盲和黄斑回避现象,可有一过性黑蒙和视物变形。

3.脑干出血

(1)中脑出血:中脑出血少见,自 CT 应用于临床后,临床已可诊断。轻症患者表现为突然出现复视、眼睑下垂、一侧或两侧瞳孔扩大、眼球不同轴、水平或垂直眼震,同侧肢体共济失调,也可表现大脑脚综合征(Weber 综合征)或红核综合征(Benedikt 综合征)。重者出现昏迷、四肢迟缓性瘫痪、去大脑强直,常迅速死亡。

(2)脑桥出血:占脑出血的 10% 左右。病灶多位于脑桥中部的基底部与被盖部之间。患者表现突然头痛,同侧第Ⅵ、Ⅶ、Ⅷ对脑神经麻痹,对侧偏瘫(交叉性瘫痪),出血量大或病情重者常有四肢瘫,很快进入意识障碍、针尖样瞳孔、去大脑强直、呼吸障碍,多迅速死亡。可伴中枢性高热、大汗和应激性溃疡等。一侧脑桥小量出血可表现为脑桥腹内侧综合征(Foville 综合征)、闭锁综合征和脑桥腹外侧综合征(Millard-Gubler综合征)。

(3)延髓出血:延髓出血更为少见,突然意识障碍,血压下降,呼吸节律不规则,心律失常,轻症病例可呈延髓背外侧综合征(Wallenberg综合征),重症病例常因呼吸心跳停止而死亡。

4.小脑出血

小脑出血约占脑出血的 10%。多见于一侧半球的齿状核部位,小脑蚓部也可发生。发病突然,眩晕明显,频繁呕吐,枕部疼痛,病灶侧共济失调,可见眼球震颤,同侧周围性面瘫,颈项强直等,如不仔细检查,易误诊为蛛网膜下腔出血。当出血量不大时,主要表现为小脑症状,如病灶侧共济失调,眼球震颤,构音障碍和吟诗样语言,无偏瘫。出血量增加时,还可表现有脑桥受压体征,如展神经麻痹、侧视麻痹等,以及肢体偏瘫和/或锥体束征。病情如继续加重,颅内压增高明显,昏迷加深,极易发生枕骨大孔疝死亡。

5.脑室出血

脑室出血分原发与继发两种,继发性是指脑实质出血破入脑室者;原发性指脉络丛血管出血及室管膜下动脉破裂出血,血液直流入脑室者。以前认为脑室出血罕见,现已证实占脑出血的3%～5%。有55%的患者出血量较少,仅部分脑室有血,脑脊液呈血性,类似蛛网膜下腔出血,临床常表现为头痛、呕吐、项强、Kernig征阳性、意识清楚或一过性意识障碍,但常无偏瘫体征,预后良好,可以完全恢复正常。出血量大,全部脑室均被血液充满者,其临床表现符合既往所谓脑室出血的症状,即发病后突然头痛、呕吐、昏迷、瞳孔缩小或时大时小,眼球浮动或分离性斜视,四肢肌张力增高,病理反射阳性,早期出现去大脑强直,严重者双侧瞳孔散大,呼吸深,鼾声明显,体温明显升高,面部充血多汗,预后极差,多迅速死亡。

四、辅助检查

(一)头颅 CT

发病后CT平扫可显示近圆形或卵圆形均匀高密度的血肿病灶,边界清楚,可确定血肿部位、大小、形态及是否破入脑室,血肿周围有无低密度水肿带及占位效应(脑室受压、脑组织移位)和梗阻性脑积水等。早期可发现边界清楚、均匀的高密度灶,CT值为60～80 Hu,周围环绕低密度水肿带。血肿范围大时可见占位效应。根据CT影像估算出血量可采用简单易行的多田计算公式:出血量(mL)＝0.5×最大面积长轴(cm)×最大面积短轴(mL)×层面数。出血后3～7天,血红蛋白破坏,纤维蛋白溶解,高密度区向心性缩小,边缘模糊,周围低密度区扩大。病后2～4周,形成等密度或低密度灶。病后2个月左右,血肿区形成囊腔,其密度与脑脊液近乎相等,两侧脑室扩大;增强扫描,可见血肿周围有环状高密度强化影,其大小、形状与原血肿相近。

(二)头颅 MRI/MRA

MRI的表现主要取决于血肿所含血红蛋白量的变化。发病1天内,血肿呈T_1等信号或低信号,T_2呈高信号或混合信号;第2～7天内,T_1为等信号或稍低信号,T_2为低信号;第2～4周,T_1和T_2均为高信号;4周后,T_1呈低信号,T_2为高信号。此外,MRA可帮助发现脑血管畸形、肿瘤及血管瘤等病变。

(三)数字减影血管造影(DSA)

DSA对脑叶出血、原因不明或怀疑脑血管畸形、血管瘤、Moyamoya病和血管炎等患者有意义,尤其血压正常的年轻患者应通过DSA查明病因。

(四)腰椎穿刺检查

在无条件做 CT 时,且患者病情不重,无明显颅内高压者可进行腰椎穿刺检查。脑出血者脑脊液压力常增高,若出血破入脑室或蛛网膜下腔,脑脊液多呈均匀血性。有脑疝及小脑出血者应禁做腰椎穿刺检查。

(五)经颅多普勒超声(TCD)

由于简单及无创性,可在床边进行检查,已成为监测脑出血患者脑血流动力学变化的重要方法。

(1)通过检测脑动脉血流速度,间接监测脑出血的脑血管痉挛范围及程度,脑血管痉挛时其血流速度增高。

(2)测定血流速度、血流量和血管外周阻力可反映颅内压增高时脑血流灌注情况,如颅内压超过动脉压时收缩期及舒张期血流信号消失,无血流灌注。

(3)提供脑动静脉畸形、动脉瘤等病因诊断的线索。

(六)脑电图(EEG)

EEG 可反映脑出血患者脑功能状态。意识障碍可见两侧弥漫性慢活动,病灶侧明显;无意识障碍时,基底节和脑叶出血出现局灶性慢波,脑叶出血靠近皮质时可有局灶性棘波或尖波发放;小脑出血无意识障碍时脑电图多正常,部分患者同侧枕颞部出现慢活动;中脑出血多见两侧阵发性同步高波幅慢活动;脑桥出血患者昏迷时可见 $8 \sim 12$ Hz α 波、低波幅 β 波、纺锤波或弥漫性慢波等。

(七)心电图

心电图可及时发现脑出血合并心律失常或心肌缺血,甚至心肌梗死。

(八)血液检查

重症脑出血急性期白细胞数可增至 $(10 \sim 20) \times 10^9 / L$,并可出现血糖含量升高、蛋白尿、尿糖、血尿素氮含量增加,以及血清肌酶含量升高等。但均为一过性,可随病情缓解而消退。

五、诊断与鉴别诊断

(一)诊断要点

1.一般性诊断要点

(1)急性起病,常有头痛、呕吐、意识障碍、血压增高和局灶性神经功能缺损症状,部分病例有眩晕或抽搐发作。饮酒、情绪激动、过度劳累等是常见的发病诱因。

（2）常见的局灶性神经功能缺损症状和体征包括偏瘫、偏身感觉障碍、偏盲等，多于数分钟至数小时内达到高峰。

（3）头颅CT扫描可见病灶中心呈高密度改变，病灶周边常有低密度水肿带。头颅MRI/MRA有助于脑出血的病因学诊断和观察血肿的演变过程。

2.各部位脑出血的临床诊断要点

（1）壳核出血：①对侧肢体偏瘫，优势半球出血常出现失语；②对侧肢体感觉障碍，主要是痛觉、温度觉减退；③对侧偏盲；④凝视麻痹，呈双眼持续性向出血侧凝视；⑤尚可出现失用、体象障碍、记忆力和计算力障碍、意识障碍等。

（2）丘脑出血。①丘脑型感觉障碍：对侧半身深浅感觉减退、感觉过敏或自发性疼痛；②运动障碍：出血侵及内囊可出现对侧肢体瘫痪，多为下肢重于上肢；③丘脑性失语：言语缓慢而不清、重复言语、发音困难、复述差，朗读正常；④丘脑性痴呆：记忆力减退、计算力下降、情感障碍、人格改变；⑤眼球运动障碍：眼球向上注视麻痹，常向内下方凝视。

（3）脑干出血。①中脑出血：突然出现复视，眼睑下垂；一侧或两侧瞳孔扩大，眼球不同轴，水平或垂直眼震，同侧肢体共济失调，也可表现 Weber 综合征或 Benedikt 综合征；严重者很快出现意识障碍，去大脑强直。②脑桥出血：突然头痛，呕吐，眩晕，复视，眼球不同轴，交叉性瘫痪或偏瘫、四肢瘫等。出血量较大时，患者很快进入意识障碍，针尖样瞳孔，去大脑强直，呼吸障碍，并可伴有高热、大汗、应激性溃疡等，多迅速死亡；出血量较少时可表现为一些典型的综合征，如 Foville 综合征、Millard-Gubler 综合征和闭锁综合征等。③延髓出血：突然意识障碍，血压下降，呼吸节律不规则，心律失常，继而死亡。轻者可表现为不典型的 Wallenberg 综合征。

（4）小脑出血：①突发眩晕、呕吐、后头部疼痛，无偏瘫；②有眼震，站立和步态不稳，肢体共济失调、肌张力降低及颈项强直；③头颅 CT 扫描示小脑半球或小脑蚓高密度影及第四脑室、脑干受压。

（5）脑叶出血。①额叶出血：前额痛、呕吐、痫性发作较多见；对侧偏瘫、共同偏视、精神障碍；优势半球出血时可出现运动性失语。②顶叶出血：偏瘫较轻，而偏侧感觉障碍显著；对侧下象限盲，优势半球出血时可出现混合性失语。③颞叶出血：表现为对侧中枢性面、舌瘫及上肢为主的瘫痪；对侧上象限盲；优势半球出血时可有感觉性或混合性失语；可有颞叶癫痫、幻嗅、幻视。④枕叶出血：对侧同向性偏盲，并有黄斑回避现象，可有一过性黑蒙和视物变形；多无肢体瘫痪。

(6)脑室出血：①突然头痛、呕吐,迅速进入昏迷或昏迷逐渐加深。②双侧瞳孔缩小,四肢肌张力增高,病理反射阳性,早期出现去大脑强直,脑膜刺激征阳性。③常出现丘脑下部受损的症状及体征,如上消化道出血、中枢性高热、大汗、应激性溃疡、急性肺水肿、血糖增高、尿崩症等。④脑脊液压力增高,呈血性。⑤轻者仅表现头痛、呕吐、脑膜刺激征阳性,无局限性神经体征。临床上易误诊为蛛网膜下腔出血,需通过头颅 CT 检查来确定诊断。

(二)鉴别诊断

1.脑梗死

脑梗死发病较缓,或病情呈进行性加重;头痛、呕吐等颅内压增高症状不明显;典型病例一般不难鉴别;但脑出血与大面积脑梗死、少量脑出血与脑梗死临床症状相似,鉴别较困难,常需头颅 CT 鉴别。

2.脑栓塞

脑栓塞起病急骤,一般缺血范围较广,症状常较重,常伴有风湿性心脏病、心房颤动、细菌性心内膜炎、心肌梗死或其他容易产生栓子来源的疾病。

3.蛛网膜下腔出血

蛛网膜下腔出血好发于年轻人,突发剧烈头痛,或呈爆裂样头痛,以颈枕部明显,有的可痛牵颈背、双下肢。呕吐较频繁,少数严重患者呈喷射状呕吐。约50%的患者可出现短暂、不同程度的意识障碍,尤以老年患者多见。常见一侧动眼神经麻痹,其次为视神经、三叉神经和展神经麻痹,脑膜刺激征常见,无偏瘫等脑实质损害的体征,头颅 CT 可帮助鉴别。

4.外伤性脑出血

外伤性脑出血是闭合性头部外伤所致,发生于受冲击颅骨下或对冲部位,常见于额极和颞极,外伤史可提供诊断线索,CT 可显示血肿外形不整。

5.内科疾病导致的昏迷

(1)糖尿病昏迷。①糖尿病酮症酸中毒:多数患者在发生意识障碍前数天有多尿、烦渴、多饮和乏力,随后出现食欲缺乏、恶心、呕吐,常伴头痛、嗜睡、烦躁、呼吸深快,呼气中有烂苹果味(丙酮);随着病情进一步发展,出现严重失水,尿量减少,皮肤弹性差,眼球下陷,脉细速,血压下降,至晚期时各种反射迟钝甚至消失,嗜睡甚至昏迷;尿糖、尿酮体呈强阳性,血糖和血酮体均有升高。头部 CT 结果阴性。②高渗性非酮症糖尿病昏迷:起病时常先有多尿、多饮,但多食不明显,或反而食欲缺乏,以致常被忽视;失水随病程进展逐渐加重,出现神经精神症状,表现为嗜睡、幻觉、定向障碍、偏盲、上肢拍击样粗震颤、痫性发作(多为局限性发作)等,最后陷入昏迷;尿糖强阳性,但无酮症或较轻,血尿素氮及肌酐升高,突出表现为血糖常高至 33.3 mmol/L(600 mg/dL)以上,一般为 33.3～66.6 mmol/L(600～1 200 mg/dL),血钠升高可达 155 mmol/L,血浆渗透压显著增高达330～460 mmol/L,一般在 350 mmol/L 以上。头部 CT 结果阴性。

(2)肝性昏迷:有严重肝病和/或广泛门体侧支循环,精神紊乱、昏睡或昏迷,明显肝功能损害或血氨升高,扑翼(击)样震颤和典型的脑电图改变(高波幅的 δ 波,每秒少于 4 次)等,有助于诊断与鉴别诊断。

(3)尿毒症昏迷:少尿(＜400 mL/d)或无尿(＜50 mL/d),血尿,蛋白尿,管型尿,氮质血症,水电解质紊乱和酸碱失衡等。

(4)急性酒精中毒。①兴奋期:血乙醇浓度达到 11 mmol/L(50 mg/dL)即感头痛、欣快、兴奋。血乙醇浓度超过 16 mmol/L(75 mg/dL),健谈、饶舌、情绪不稳定、自负、易激怒,可有粗鲁行为或攻击行动,也可能沉默、孤僻;浓度达到 22 mmol/L(100 mg/dL)时,驾车易发生车祸。②共济失调期:血乙醇浓度达到 33 mmol/L(150 mg/dL)时,肌肉运动不协调,行动笨拙,言语含糊不清,眼球震颤,视力模糊,复视,步态不稳,出现明显共济失调;浓度达到 43 mmol/L(200 mg/dL)时,出现恶心、呕吐、困倦。③昏迷期:血乙醇浓度升至 54 mmol/L(250 mg/dL)时,患者进入昏迷期,表现昏睡、瞳孔散大、体温降低;血乙醇浓度超过 87 mmol/L(400 mg/dL)时,患者陷入深昏迷,心率快、血压下降,呼吸慢而有鼾音,可出现呼吸、循环麻痹而危及生命。实验室检查可见血清乙醇浓度升高,呼出气中乙醇浓度与血清乙醇浓度相当;动脉血气分析可见轻度代谢性酸中毒;电解质失衡,可见低血钾、低血镁和低血钙;血糖可降低。

(5)低血糖昏迷:是指各种原因引起的重症的低血糖症。患者突然昏迷、抽搐,表现为局灶性神经系统症状的低血糖易被误诊为脑出血。化验血糖＜2.8 mmol/L,推注葡萄糖后症状迅速缓解,发病后 72 小时复查头部 CT 结果阴性。

(6)药物中毒。①镇静催眠药中毒:有服用大量镇静催眠药史,出现意识障碍和呼吸抑制及血压下降;胃液、血液、尿液中检出镇静催眠药。②阿片类药物中毒:有服用大量吗啡或哌替啶的阿片类药物史,或有吸毒史,除了出现昏迷、针尖样瞳孔(哌替啶的急性中毒瞳孔反而扩大)、呼吸抑制"三联征"等特点外,还可出现发绀、面色苍白、肌肉无力、惊厥、牙关紧闭、角弓反张,呼吸先浅而慢,后叹息样或潮式呼吸、肺水肿、休克、瞳孔对光反射消失,死于呼吸衰竭。血、尿阿片类毒物成分,定性试验呈阳性。使用纳洛酮可迅速逆转阿片类药物所致的昏迷、呼吸抑制、缩瞳等毒性作用。

(7)CO 中毒。①轻度中毒：血液碳氧血红蛋白（COHb）可＞20％，患者有剧烈头痛、头晕、心悸、口唇黏膜呈樱桃红色、四肢无力、恶心、呕吐、嗜睡、意识模糊、视物不清、感觉迟钝、谵妄、幻觉、抽搐等；②中度中毒：血液 COHb 浓度可高达 30％～40％，患者出现呼吸困难、意识丧失、昏迷，对疼痛刺激可有反应，瞳孔对光反射和角膜反射可迟钝，腱反射减弱，呼吸、血压和脉搏可有改变，经治疗可恢复且无明显并发症；③重度中毒：血液 COHb 浓度可＞50％，深昏迷，各种反射消失，患者可呈去大脑皮质状态（患者可以睁眼，但无意识，不语，不动，不主动进食或大小便，呼之不应，推之不动，肌张力增强），常有脑水肿、惊厥、呼吸衰竭、肺水肿、上消化道出血、休克和严重的心肌损害，出现心律失常，偶可发生心肌梗死，有时并发脑局灶损害，出现锥体系或锥体外系损害体征。监测血中 COHb 浓度可明确诊断。

应详细询问病史，内科疾病导致昏迷者有相应的内科疾病史，仔细查体，局灶体征不明显；脑出血者则同向偏视，一侧瞳孔散大、一侧面部船帆现象、一侧上肢出现扬鞭现象、一侧下肢呈外旋位，血压升高。CT 检查可助鉴别。

六、治疗

急性期的主要治疗原则是保持安静，防止继续出血；积极抗脑水肿，降低颅内压；调整血压；改善循环；促进神经功能恢复；加强护理，防治并发症。

（一）一般治疗

1.保持安静

（1）卧床休息 3～4 周，脑出血发病后 24 小时内，特别是 6 小时内可有活动性出血或血肿继续扩大，应尽量减少搬运，就近治疗。重症需严密观察体温、脉搏、呼吸、血压、瞳孔和意识状态等生命体征变化。

（2）保持呼吸道通畅，头部抬高 15°～30°角，切忌无枕仰卧；疑有脑疝时应床脚抬高 45°角，意识障碍患者应将头歪向一侧，以利于口腔、气道分泌物及呕吐物流出；痰稠不易吸出，则要行气管切开，必要时吸氧，以使动脉血氧饱和度维持在 90％以上。

（3）意识障碍或消化道出血者宜禁食 24～48 小时，发病后 3 天，仍不能进食者，应鼻饲以确保营养。过度烦躁不安的患者可适量用镇静药。

（4）注意口腔护理，保持大便通畅，留置导尿管的患者应做膀胱冲洗以预防尿路感染。加强护理，经常翻身，预防压疮，保持肢体功能位。

（5）注意水、电解质平衡，加强营养。注意补钾，液体量应控制在 2 000 mL/d

左右,或以尿量加 500 mL 来估算,不能进食者鼻饲各种营养品。对于频繁呕吐、胃肠道功能减弱或有严重的应激性溃疡者,应考虑给予肠外营养。如有高热、多汗、呕吐或腹泻者,可适当增加入液量,或 10％脂肪乳 500 mL 静脉滴注,每天1 次。如需长期采用鼻饲,应考虑胃造瘘术。

(6)脑出血急性期血糖含量增高可以是原有糖尿病的表现或是应激反应。高血糖和低血糖都能加重脑损伤。当患者血糖含量增高超过 11.1 mmol/L 时,应立即给予胰岛素治疗,将血糖控制在 8.3 mmol/L 以下。同时应监测血糖,若发生低血糖,可用葡萄糖口服或注射纠正低血糖。

2.亚低温治疗

亚低温治疗能够减轻脑水肿,减少自由基的产生,促进神经功能缺损恢复,改善患者预后。降温方法:立即行气管切开,静脉滴注冬眠肌松合剂(0.9％氯化钠注射液 500 mL＋氯丙嗪 100 mg＋异丙嗪 100 mg),同时冰毯机降温。行床旁监护仪连续监测体温(T)、心率(HR)、血压(BP)、呼吸(R)、脉搏(P)、血氧饱和度(SPO_2)、颅内压(ICP)。直肠温度(RT)维持在 34～36 ℃,持续 3～5 天。冬眠肌松合剂用量和速度根据患者 T、HR、BP、肌张力等调节。保留自主呼吸,必要时应用同步呼吸机辅助呼吸,维持 SPO_2 在 95％以上,10～12 小时将 RT 降至34～36 ℃。当 ICP 降至正常后 72 小时,停止亚低温治疗。采用每天恢复 1～2 ℃,复温速度不超过 0.1 ℃/h。在 24～48 小时内,将患者 RT 复温至 36.5～37 ℃。局部亚低温治疗实施越早,效果越好,建议在脑出血发病 6 小时内使用,治疗时间最好持续 48～72 小时。

(二)调控血压和防止再出血

脑出血患者一般血压都高,甚至比平时更高,这是因为颅内压增高时机体保证脑组织供血的代偿性反应,当颅内压下降时血压亦随之下降,因此一般不应使用降血压药物,尤其是注射利血平等强有力降压剂。目前理想的血压控制水平还未确定,主张采取个体化原则,应根据患者年龄、病前有无高血压、病后血压情况等确定适宜血压水平。但血压过高时,容易增加再出血的危险性,则应及时控制高血压。一般来说,收缩压≥26.7 kPa(200 mmHg),舒张压≥15.3 kPa(115 mmHg)时,应降血压治疗,使血压控制于治疗前原有血压水平或略高水平。收缩压≤24.0 kPa(180 mmHg)或舒张压≤15.3 kPa(115 mmHg)时,或平均动脉压≤17.3 kPa(130 mmHg)时可暂不使用降压药,但需密切观察。收缩压在 24.0～30.7 kPa(180～230 mmHg)或舒张压在 14.0～18.7 kPa(105～140 mmHg)宜口服卡托普利、美托洛尔等降压药,收缩压 24.0 kPa(180 mmHg)

以内或舒张压 14.0 kPa(105 mmHg)以内,可观察而不用降压药。急性期过后(约 2 周),血压仍持续过高时可系统使用降压药,急性期血压急骤下降表明病情严重,应给予升压药物以保证足够的脑供血量。

止血剂及凝血剂对脑出血并无效果,但如合并消化道出血或有凝血障碍时仍可使用。消化道出血时,还可经胃管鼻饲或口服云南白药、三七粉、氢氧化铝凝胶和/或冰牛奶、冰盐水等。

(三)控制脑水肿

脑出血后 48 小时水肿达到高峰,维持 3～5 天或更长时间后逐渐消退。脑水肿可使 ICP 增高和导致脑疝,是影响功能恢复的主要因素和导致早期死亡的主要死因。积极控制脑水肿、降低 ICP 是脑出血急性期治疗的重要环节,必要时可行 ICP 监测。治疗目标是使 ICP 降至 2.7 kPa(20 mmHg)以下,脑灌注压＞9.3 kPa(70 mmHg),应首先控制可加重脑水肿的因素,保持呼吸道通畅,适当给氧,维持有效脑灌注,限制液体和盐的入量等。应用皮质类固醇减轻脑出血后脑水肿和降低 ICP,其有效证据不充分;脱水药只有短暂作用,常用 20％甘露醇、利尿药如呋塞米等。

1.20％甘露醇

20％甘露醇为渗透性脱水药,可在短时间内使血浆渗透压明显升高,形成血与脑组织间渗透压差,使脑组织间液水分向血管内转移,经肾脏排出,每 8 g 甘露醇可由尿带出水分 100 mL,用药后 20～30 分钟开始起效,2～3 小时作用达峰。常用剂量为 125～250 mL,每次 6～8 小时,疗程为 7～10 天。如患者出现脑疝征象可快速加压经静脉或颈动脉推注,可暂时缓解症状,为术前准备赢得时间。冠心病、心肌梗死、心力衰竭和肾功能不全者慎用,注意用药不当可诱发肾衰竭和水盐及电解质失衡。因此,在应用甘露醇脱水时,一定要严密观察患者尿量、血钾和心肾功能,一旦出现尿少、血尿、无尿时应立即停用。

2.利尿剂

呋塞米注射液较常用,脱水作用不如甘露醇,但可抑制脑脊液产生,用于心、肾功能不全不能用甘露醇的患者,常与甘露醇合用,减少甘露醇用量。每次 20～40 mg,每天 2～4 次,静脉注射。

3.甘油果糖氯化钠注射液

该药为高渗制剂,通过高渗透性脱水,能使脑水分含量减少,降低颅内压。本品降低颅内压作用起效较缓,持续时间较长,可与甘露醇交替使用。推荐剂量为每次 250～500 mL,每天 1～2 次,静脉滴注,连用 7 天左右。

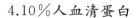

4.10%人血清蛋白

10%人血清蛋白通过提高血浆胶体渗透压发挥对脑组织脱水降颅内压作用,改善病灶局部脑组织水肿,作用持久。适用于低蛋白血症的脑水肿伴高颅内压的患者。推荐剂量为每次 10～20 g,每天 1～2 次,静脉滴注。该药可增加心脏负担,心功能不全者慎用。

5.地塞米松

地塞米松可防止脑组织内星形胶质细胞肿胀,降低毛细血管通透性,维持血-脑屏障功能。抗脑水肿作用起效慢,用药后 12～36 小时起效。剂量为每天 10～20 mg,静脉滴注。由于易并发感染或使感染扩散,可促进或加重应激性上消化道出血,影响血压和血糖控制等,临床不主张常规使用,病情危重、不伴上消化道出血者可早期短时间应用。

若药物脱水、降颅内压效果不明显,出现颅内高压危象时可考虑转外科手术开颅减压。

(四)控制感染

发病早期或病情较轻时通常不需使用抗生素,老年患者合并意识障碍易并发肺部感染,合并吞咽困难易发生吸入性肺炎,尿潴留或导尿易合并尿路感染,可根据痰液或尿液培养、药物敏感试验等选用抗生素治疗。

(五)维持水、电解质平衡

患者液体的输入量最好根据其中心静脉压(CVP)和肺毛细血管楔压(PCWP)来调整,CVP 保持在 0.7～1.6 kPa(5～12 mmHg)或者 PCWP 维持在 1.3～1.9 kPa(10～14 mmHg)。无此条件时每天液体输入量可按前 1 天尿量＋500 mL 估算。每天补钠 50～70 mmol/L,补钾 40～50 mmol/L,糖类 13.5～18 g。使用液体种类应以 0.9%氯化钠注射液或复方氯化钠注射液(林格液)为主,避免用高渗糖水,若用糖时可按每 4 g 糖加 1 U 胰岛素后再使用。由于患者使用大量脱水药、进食少、合并感染等原因,极易出现电解质紊乱和酸碱失衡,应加强监护和及时纠正,意识障碍患者可通过鼻饲管补充足够热量的营养和液体。

(六)对症治疗

1.中枢性高热

中枢性高热宜先行物理降温,如头部、腋下及腹股沟区放置冰袋,戴冰帽或睡冰毯等。效果不佳者可用多巴胺受体激动剂,如溴隐亭 3.75 mg/d,逐渐加量至 7.5～15.0 mg/d,分次服用。

2.痛性发作

痛性发作可静脉缓慢推注(注意患者呼吸)地西泮 10～20 mg,控制发作后可予卡马西平片,每次 100 mg,每天 2 次。

3.应激性溃疡

丘脑、脑干出血患者常合并应激性溃疡和引起消化道出血,机制不明,可能是出血影响边缘系统、丘脑、丘脑下部及下行自主神经纤维,使肾上腺皮质激素和胃酸分泌大量增加,黏液分泌减少及屏障功能削弱。常在病后第 2～14 天突然发生,可反复出现,表现呕血及黑便,出血量大时常见烦躁不安、口渴、皮肤苍白、湿冷、脉搏细速、血压下降、尿量减少等外周循环衰竭表现。可采取抑制胃酸分泌和加强胃黏膜保护治疗,用 H_2 受体阻滞剂如:①雷尼替丁,每次 150 mg,每天 2 次,口服;②西咪替丁,0.4～0.8 g/d,加入 0.9%氯化钠注射液,静脉滴注;③注射用奥美拉唑钠,每次 40 mg,隔 12 小时静脉注射 1 次,连用 3 天。还可用硫糖铝,每次 1 g,每天 4 次,口服;或氢氧化铝凝胶,每次 40～60 mL,每天 4 次,口服。若发生上消化道出血可用去甲肾上腺素 4～8 mg 加冰盐水 80～100 mL,每天 4～6 次,口服;云南白药,每次 0.5 g,每天 4 次,口服。保守治疗无效时可在胃镜下止血,须注意呕血引起窒息,并补液或输血维持血容量。

4.心律失常

心房颤动常见,多见于病后前 3 天。心电图复极改变常导致易损期延长,易损期出现的期前收缩可导致室性心动过速或心室颤动。这可能是脑出血患者易发生猝死的主要原因。心律失常影响心排血量,降低脑灌注压,可加重原发脑病变,影响预后。应注意改善冠心病患者的心肌供血,给予常规抗心律失常治疗,及时纠正电解质紊乱,可试用 β 受体阻滞剂和钙通道阻滞剂治疗,维护心脏功能。

5.大便秘结

脑出血患者,由于卧床等原因,常会出现便秘。用力排便时腹压增高,从而使颅内压升高,可加重脑出血症状。便秘时腹胀不适,使患者烦躁不安,血压升高,亦可使病情加重,故脑出血患者便秘的护理十分重要。便秘可用甘油灌肠剂(支),患者侧卧位插入肛门内 6～10 cm,将药液 60 mL 缓慢注入直肠内,5～10 分钟即可排便;缓泻剂如酚酞 2 片,每晚口服,亦可用中药番泻叶 3～9 g 泡服。

6.稀释性低钠血症

稀释性低钠血症又称血管升压素分泌异常综合征,10%的脑出血患者可发生。因血管升压素分泌减少,尿排钠增多,血钠降低,可加重脑水肿,每天应限制水摄入量在 800~1 000 mL,补钠 9~12 g;宜缓慢纠正,以免导致脑桥中央髓鞘溶解症。另有脑耗盐综合征,是心钠素分泌过高导致低钠血症,应输液补钠治疗。

7.下肢深静脉血栓形成

急性脑卒中患者易并发下肢和瘫痪肢体深静脉血栓形成,患肢进行性水肿和发硬,肢体静脉血流图检查可确诊。勤翻身、被动活动或抬高瘫痪肢体可预防;治疗可用肝素 5 000 U,静脉滴注,每天 1 次;或低分子量肝素,每次 4 000 U,皮下注射,每天 2 次。

(七)外科治疗

外科治疗可挽救重症患者的生命及促进神经功能恢复,手术宜在发病后 6~24 小时内进行,预后直接与术前意识水平有关,昏迷患者通常手术效果不佳。

1.手术指征

(1)脑叶出血:患者清醒、无神经障碍和小血肿(<20 mL)者,不必手术,可密切观察和随访。患者意识障碍、大血肿和在 CT 片上有占位征,应手术。

(2)基底节和丘脑出血:大血肿、神经障碍者应手术。

(3)脑桥出血:原则上内科治疗。但对非高血压性脑桥出血如海绵状血管瘤,可手术治疗。

(4)小脑出血:血肿直径≥2 cm 者应手术,特别是合并脑积水、意识障碍、神经功能缺失和占位征者。

2.手术禁忌证

(1)深昏迷患者(GCS 3~5 级)或去大脑强直。

(2)生命体征不稳定,如血压过高、高热、呼吸不规则,或有严重系统器质病变者。

(3)脑干出血。

(4)基底节或丘脑出血影响到脑干。

(5)病情发展急骤,发病数小时即深昏迷者。

3.常用手术方法

(1)小脑减压术:是高血压性小脑出血最重要的外科治疗,可挽救生命和逆转神经功能缺损,病程早期患者处于清醒状态时手术效果好。

(2)开颅血肿清除术:占位效应引起中线结构移位和初期脑疝时外科治疗可能有效。

(3)钻孔扩大骨窗血肿清除术。

(4)钻孔微创颅内血肿清除术。

(5)脑室出血脑室引流术。

(八)早期康复治疗

原则上应尽早开始。在神经系统症状不再进展,没有严重精神、行为异常,生命体征稳定,没有严重的并发症时即可开始康复治疗的介入,但需注意康复方法的选择。早期康复治疗对恢复患者的神经功能,提高生活质量是十分有利的。早期对瘫痪肢体进行按摩及被动运动,开始有主动运动时即应根据康复要求按阶段进行训练,以促进神经功能恢复,避免出现关节挛缩、肌肉萎缩和骨质疏松;对失语患者需加强言语康复训练。

(九)加强护理,防治并发症

常见的并发症有肺部感染、上消化道出血、吞咽困难和水电解质紊乱、下肢静脉血栓形成、肺栓塞、肺水肿、冠状动脉性疾病和心肌梗死、心脏损伤、痫性发作等。脑出血预后与急性期护理有直接关系,合理的护理措施十分重要。

1.体位

头部抬高15°~30°角,既能保持脑血流量,又能保持呼吸道通畅。切忌无枕仰卧。凡意识障碍患者宜采用侧卧位,头稍前屈,以利口腔分泌物流出。

2.饮食与营养

营养不良是脑出血患者常见的易被忽视的并发症,应充分重视。重症意识障碍患者急性期应禁食1~2天,静脉补给足够能量与维生素,发病48小时后若无活动性消化道出血,可鼻饲流质饮食,应考虑营养合理搭配与平衡。患者意识转清、咳嗽反射良好、能吞咽时可停止鼻饲,应注意喂食时宜取45°角半卧位,食物宜做成糊状,流质饮料均应选用茶匙喂食,喂食出现呛咳可拍背。

3.呼吸道护理

脑出血患者应保持呼吸道通畅和足够通气量,意识障碍或脑干功能障碍患者应行气管插管,指征是 $PaO_2 < 8.0$ kPa(60 mmHg)、$PaCO_2 > 6.7$ kPa(50 mmHg)或有误吸危险者。鼓励勤翻身、拍背,鼓励患者尽量咳嗽,咳嗽无力痰多时可超声雾化治疗,呼吸困难、呼吸道痰液多、经鼻抽吸困难者可考虑气管切开。

4.压疮防治与护理

昏迷或完全性瘫痪患者易发生压疮,预防措施包括定时翻身,保持皮肤干燥清洁,在骶部、足跟及骨隆起处加垫气圈,经常按摩皮肤及活动瘫痪肢体促进血液循环,皮肤发红可用70%乙醇溶液或温水轻柔,涂以3.5%安息香酊。

七、预后与预防

(一)预后

脑出血的预后与出血量、部位、病因及全身状况等有关。脑干、丘脑及大量脑室出血预后差。脑水肿、颅内压增高及脑疝并发症与脑-内脏(脑-心、脑-肺、脑-肾、脑-胃肠)综合征是致死的主要原因。早期多死于脑疝,晚期多死于中枢性衰竭、肺炎和再出血等继发性并发症。影响本病的预后因素有:①年龄较大;②昏迷时间长和程度深;③颅内压高和脑水肿重;④反复多次出血和出血量大;⑤小脑、脑干出血;⑥神经体征严重;⑦出血灶多和生命体征不稳定;⑧伴癫痫发作、去大脑皮质强直或去大脑强直;⑨伴有脑-内脏联合损害;⑩合并代谢性酸中毒、代谢障碍或电解质紊乱者,预后差。及时给予正确的中西医结合治疗和内外科治疗,可大大改善预后,减少病死率和致残率。

(二)预防

总的原则是定期体检,早发现、早预防、早治疗。脑出血是多危险因素所致的疾病。研究证明,高血压是最重要的独立危险因素,心脏病、糖尿病是肯定的危险因素。多种危险因素之间存在错综复杂的相关性,它们互相渗透、互相作用、互为因果,从而增加了脑出血的危险性,也给预防和治疗带来困难。目前,我国仍存在对高血压知晓率低、用药治疗率低和控制率低等"三低"现象,恰与我国脑卒中患病率高、致残率高和病死率高等"三高"现象形成鲜明对比。因此,加强高血压的防治宣传教育是非常必要的。在高血压治疗中,轻型高血压可选用尼群地平和吲达帕胺,对其他类型的高血压则应根据病情选用钙通道阻滞剂、β受体阻滞剂、血管紧张素转化酶抑制剂(ACEI)、利尿剂等联合治疗。

有些危险因素是先天决定的,而且是难以改变甚至不能改变的(如年龄、性别);有些危险因素是环境造成的,很容易预防(如感染);有些是人们生活行为的方式,是完全可以控制的(如抽烟、酗酒);还有些疾病常常是可治疗的(如高血压)。虽然大部分高血压患者都接受过降压治疗,但规范性、持续性差,这样非但没有起到降低血压、预防脑出血的作用,反而使血压忽高忽低,易于引发脑出血。所以控制血压除进一步普及治疗外,重点应放在正确的治疗方法上。预防工作不可简单、单一化,要采取突出重点、顾及全面的综合性预防措施,才能有效地降低脑出血的发病率、病死率和复发率。

除针对危险因素进行预防外,日常生活中须注意经常锻炼、戒烟酒,合理饮食,调理情绪。饮食上提倡"五高三低",即高蛋白质、高钾、高钙、高纤维素、高维生素及低盐、低糖、低脂。锻炼要因人而异,方法灵活多样,强度不宜过大,避免激烈运动。

第四节 蛛网膜下腔出血

蛛网膜下腔出血(subarachnoid hemorrhage,SAH)是出血性脑血管病的一个类型,分原发性和继发性两种。

原发性 SAH 是由于脑表面和脑底的血管破裂出血,血液直接流入蛛网膜下腔所致,又称自发性 SAH。临床还可见到因脑实质内、脑室、硬膜外、硬膜下血管破裂致血液穿破脑组织流入蛛网膜下腔者,称继发性 SAH。此外,还有外伤性 SAH。

临床上以起病急骤,剧烈头痛,多为撕裂样或剧烈胀痛,频繁呕吐,脑膜刺激征阳性为主要临床特征。部分患者有烦躁不安、谵妄、幻觉等精神症状,或伴有抽搐及昏迷等,一般不引起肢体瘫痪。早期脑 CT 扫描,可见蛛网膜下腔或脑室内有高密度影;腰椎穿刺术检查为均匀一致血性脑脊液,压力增高。

SAH 是神经科最常见的急症之一,发病率占急性脑血管病的 6%~10%,此处重点讨论原发性 SAH。

一、病因、病机

中医学认为本病病因为气血亏虚,肝肾不足,肝阳偏亢。病位在脑,但与肝、脾、肾三脏密切相关。情志过激、思虑过度、起居无常、寒热骤变及过度用力均可促使发病,被认为是本病的诱因。至于其病机,不外乎风、火、痰、瘀、虚。

(一)风

肝肾不足,水不涵木,肝阳上亢,肝风内动,风阳相扰气血逆上。

(二)火

情志过激,肝失疏泄,郁久化火,肝火上炎,肝阳化风,或肝肾不足,阴虚内热,灼津耗液,虚火上炎。

(三)痰

肾阳虚,脾失健运,痰湿内生;或嗜食肥甘,痰湿蔽阻,日久化热,痰热上扰,蒙蔽清窍而发病。

（四）瘀

气血素虚,加之劳倦内伤,忧思恼怒,饮酒饱食,用力过度,致瘀血阻滞,阳化风动,血随气逆,血溢脑膜之外。

（五）虚

先天禀赋不足,脾肾阳虚,肝肾不足,精血亏虚致髓海不充,脑失所养而为病。

上述病因,或独行致疾,或兼而为病,相互影响,相互转化,互为因果,终致痰瘀互结,清阳难升,浊阴不降,风助火炎,血随气上,气血逆乱,妄行溢于脉外而发病。

二、临床表现

各个年龄组均可发病。脑血管畸形破裂多发生在青少年,先天性颅内动脉瘤破裂则多发于青年以后,老年以动脉硬化而致出血者为多。绝大多数病例为突然起病,可有用力、情绪激动等诱因。少数可有较轻的头痛、颅神经麻痹等前驱症状,是由微量血液外渗所致。

起病时最常见的症状是突然发作的剧烈头痛、恶心、呕吐。可有局限性或全身性抽搐、短暂意识不清,甚至昏迷。少数患者可有精神症状、头昏、眩晕、颈背以及下肢疼痛等。最主要的体征为脑膜刺激征。脑神经中以一侧动眼神经麻痹最常见,提示该侧有后交通动脉瘤。其他脑神经偶可受累。少数患者早期有某一肢体轻瘫或感觉障碍等局灶性神经体征,可能是由于脑水肿或出血,部分血液进入脑实质而引起;数天后出现的偏瘫等体征则往往是继发的脑动脉痉挛所致。眼底检查可见视网膜片状出血,视盘水肿。

临床表现与出血病变的部位、大小等有关。例如,后交通动脉及颈内动脉瘤常引起同侧动眼神经麻痹;前交通动脉及大脑前动脉瘤可引起精神症状;椎-基底动脉瘤则可引起后组脑神经及脑干症状等。

60岁以上的老年患者临床表现常不典型,头痛、呕吐、脑膜刺激征均不明显,而其意识障碍则较重。个别极重型的出血患者可很快进入深昏迷,出现去大脑强直,因脑疝形成而迅速死亡。

常见并发症:①再出血是SAH致命的并发症;②脑血管痉挛是死亡和致残的重要原因,早发性出现于发病后数十分钟至数小时,迟发性见于发病后4~15天,以7~10天为高峰期;③急性脑积水发生于发病后1周内,迟发性见于发病后 2～3 周;④其他尚有抽搐、低钠血症等并发症。

三、辅助检查

(一)颅脑 CT 检查

CT 检查是确诊 SAH 的首选诊断方法。CT 检查可见蛛网膜下腔高密度征象,多位于大脑外侧裂、环池等。CT 检查增强扫描有可能显示动脉瘤体及动静脉畸形。但出血量不多、病变在后颅窝或贫血患者,CT 检查易漏诊。

(二)脑脊液检查

脑脊液检查是诊断 SAH 的重要依据,常见均匀性的血性脑脊液,压力增高。最初脑脊液中红、白细胞数的比例与外周血中一致,均为 700:1,2～3 天后白细胞数可增加,为无菌性炎性反应所致。出血数小时后开始溶血,脑脊液离心后上清液呈黄色或者褐色。如无继续出血,1～2 周后红细胞消失,约 3 周后黄变症消除,可找到较多的含铁血黄素吞噬细胞。脑脊液蛋白含量常增高,糖和氯化物正常。腰椎穿刺术有诱发重症病例形成脑疝的风险,故只有在无条件做 CT 检查而病情允许的情况下,或 CT 检查无阳性发现而临床又高度怀疑 SAH 时才考虑进行。

(三)脑血管造影或数字减影血管造影(DSA)

目前,多主张采用股动脉插管行全脑连续血管造影。可明确动脉瘤的部位、大小数目、脑血管畸形及其供血动脉和引流静脉的情况,又可了解侧支循环的情况,对诊断和决定手术方案都有重要价值。对继发性动脉痉挛的诊断也有帮助。

(四)MRI 和 MRA 检查

在 SAH 急性期不主张采用 MRI 检查,因其可加重出血。对 SAH 而言,MRI 不如 CT 显示清晰,但部分患者可直接显示出脑动脉瘤的瘤体和畸形血管。磁共振血管造影(MBA)检查阳性率高于 MRI。

四、诊断及鉴别诊断

(一)诊断要点

突发剧烈头痛、呕吐、脑膜刺激征阳性即高度提示本病。如眼底检查发现玻璃体膜下出血,脑脊液检查呈均匀血性,压力增高,则可确诊。但在一组 250 例临床诊为 SAH 的患者中,经 CT 检查仅 59.2% 为 SAH,40.8% 为脑叶出血、原发性脑室出血、小脑出血和尾状核出血等无明显肢体偏瘫的颅内出血。因此,查体

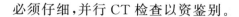

必须仔细,并行 CT 检查以资鉴别。

(二)鉴别诊断

1.颅内感染

各种类型的脑膜炎虽有头痛、恶心呕吐、脑膜刺激征阳性等症状体征,但常先有发热,且脑脊液不呈血性,而呈炎性改变。

2.脑出血

高血压脑出血患者脑脊液也可呈血性,但患者以往有高血压病史,发病后有内囊等脑实质出血的定位体征,头颅 CT 扫描显示脑实质出血。

3.偏头痛

本病也是突然起病的剧烈头痛、恶心呕吐,但偏头痛患者过去常有过类似发作史,并无脑膜刺激征,脑脊液检查正常可资鉴别。

五、治疗

(一)治疗总体思路

首先应该明确患者病情,有手术指征者应立即手术,不具备手术治疗条件者以内科治疗为主,进行中医辨证论治对防止继续出血、预防血管痉挛有一定作用,且有利于患者的康复。手术治疗患者虽然病因已消除,但术后可能存在脑组织的损伤。

(二)中医学治疗

1.肝风内动,肝阳暴亢

临床表现:头痛如劈,猝然昏倒,面红气粗,颈项强直,四肢拘急。舌红,苔黄,脉弦数。

治法:镇肝息风,平肝潜阳。

方剂:镇肝息风汤加减。

组成:怀牛膝 15 g,代赭石 15 g(先煎),生龙骨 20 g(先煎),生牡蛎 20 g(先煎),生龟甲 30 g(先煎),白芍药 16 g,玄参 10 g,天冬 15 g,川楝子 10 g,生麦芽 20 g,茵陈 20 g,甘草 5 g。

备选方:羚角钩藤汤,适用于肝阳暴亢,兼见风火上扰,口噤不开者。山羊角 30 g(先煎),钩藤 6 g(后下),白芍药 15 g,牡丹皮 10 g,菊花 10 g,栀子 10 g,黄芩 10 g,牛膝 15 g,生地黄 15 g,石决明 30 g(先煎),生甘草 6 g。

加减:神志不清,表情淡漠者加石菖蒲、郁金、天竺黄各 12 g;谵语妄动者加黄连 6 g,竹叶、莲子心各 12 g;大便秘结者加大黄 6 g,玄明粉 15 g(包煎);抽搐、项强甚者加天麻 12 g,全蝎、僵蚕各 8 g,白附子 10 g,羚羊角粉 4 g;若痰多黄稠者,加胆南星 12 g,竹沥 10 mL。

临证事宜:本方重在镇肝潜阳息风,对本型 SAH 疗效尚好,若头痛甚剧,胁痛,口苦面红,便秘溲赤,苔黄,脉弦数,肝火偏旺者,宜加用清肝泻火之品如龙胆草、郁金等对症治疗。

2.肝肾不足,虚火上扰

临床表现:猝然头痛,目眩干涩,咽干口燥,颈强头空,腰酸膝软,五心烦热。舌红苔少,脉细弦数。

治法:滋补肝肾,清热降火。

方剂:知柏地黄丸加减。

组成:知母 10 g,黄柏 10 g,怀山药 30 g,山茱萸 15 g,牡丹皮 10 g,熟地黄 20 g,茯苓 15 g,泽泻 15 g。

备选方:杞菊地黄汤,适用于肝肾阴虚,眼干目涩、头部空痛者。熟地黄 20 g,枸杞子 15 g,菊花 15 g,山茱萸 15 g,怀山药 30 g,牡丹皮 10 g,泽泻 20 g,蒲黄 10 g,茯苓 20 g,墨旱莲 10 g,女贞子 15 g。

加减:目干眼涩,虚热较甚者,加大知母、黄柏用量,并加用枸杞子 10 g,菊花 15 g,白薇、银柴胡、青蒿各 15 g;颈项强直,四肢抽搐者,加全蝎、蜈蚣各 6 g,僵蚕 8 g;心烦失眠,夜寐不安者加柏子仁、炒枣仁各 15 g,黄连 4 g,阿胶 12 g;血虚兼见血瘀、舌质黯或有瘀点者,加阿胶、当归、桃仁各 12 g,川芎 20 g。

临证事宜:本方重在滋阴清热降火,若头痛面白而恶寒,四肢不温,舌淡,脉沉细而缓,阴损及阳,治宜温肾健脾,回阳救逆,养血填精。

3.痰浊内阻,痰热互结

临床表现:头重昏痛,甚则人事不知,喉中痰鸣,呕吐痰涎,大便秘结。舌淡红,苔黄腻,脉弦滑数。

治法:涤痰通窍,化浊开闭。

方剂:涤痰汤加减。

组成:制南星 10 g,制半夏 10 g,炒枳实 15 g,茯苓 20 g,橘红 10 g,石菖蒲 10 g,人参 10 g,竹茹 10 g,甘草 5 g。

备选方:温胆汤,适用于痰热内闭清窍者。法半夏 10 g,陈皮 10 g,胆南星 10 g,枳实 15 g,黄芩 10 g,生大黄 6 g(后下),钩藤 10 g(后下),茯苓 20 g,石菖蒲 10 g,生甘草 5 g。

加减:痰热明显者加黄芩12 g,生大黄6 g,天竺黄12 g;纳谷不香者加炒白术10 g,鸡内金4 g,炒谷、麦芽各15 g;痰多清稀者加苍术、厚朴各12 g;颈项强直者,加全蝎、蜈蚣各6 g,石决明30 g(先煎),僵蚕8 g。

临证事宜:痰浊蕴久化热,症见口苦,大便干结,苔黄腻,脉滑数,治宜清热燥湿,化痰行气。

4.肝郁气滞,瘀血阻络

临床表现:头痛如针刺,痛处固定不移,口干口苦,头昏目眩,颈项强直,胁肋胀痛。舌质紫黯或有瘀斑,脉沉涩。

治法:疏肝解郁,行气活血化瘀。

方剂:血府逐瘀汤加减。

组成:柴胡10 g,枳壳15 g,桔梗10 g,牛膝15 g,当归15 g,川芎10 g,赤芍10 g,生地黄15 g,桃仁10 g,红花15 g,甘草5 g。

备选方:通窍活血汤,适用于瘀血阻窍,头痛部位固定如针刺者,当归15 g,怀牛膝15 g,川芎10 g,赤芍10 g,桃仁10 g,红花10 g,地龙20 g,羌活10 g,生地黄20 g,蒲黄10 g 香附10 g,郁金10 g。

加减:气滞血瘀甚者加香附、郁金、炒白芍、石菖蒲各12 g;兼有痰浊者加陈皮、制半夏各10 g;痰热壅盛加胆南星12 g,竹沥5 mL,天竺黄10 g;烦躁不宁者,加朱砂4 g,生地黄、牡丹皮各12 g;头痛项强者,加僵蚕8 g,全蝎、蜈蚣各6 g,生石决明30 g,白附子6 g。

临证事宜:头痛甚者,可加虫类搜逐之品。久病气血不足者,治宜益气养血,活血逐瘀,行气止痛。若头痛缓解,但有头晕、健忘、不寐、多梦,宜用滋肾养血柔肝、宁心安神之品。

5.心火暴盛,上蒙清窍

临床表现:头痛甚笃,神志模糊,呕吐频作,甚则谵妄躁动,气粗口臭,面红颈强,或有抽搐。舌质红,苔薄黄,脉弦数。

治法:清心泻火,豁痰开窍。

方剂:清火豁痰丸加减。

组成:大黄10 g(后下),煅礞石30 g(先煎),青黛2 g(冲),沉香5 g,甘草5 g,黄芩10 g,黄连10 g,炒栀子15 g,制南星10 g,制半夏10 g,炒白术15 g,炒枳实15 g,炒白芥子6 g,连翘10 g,天花粉20 g,陈皮10 g,茯苓20 g,炒神曲10 g,贝母10 g,玄明粉3 g(冲)。

备选方:泻心汤送服安宫牛黄丸,生大黄10 g(后下),黄连6 g,黄芩6 g,水煎送服安宫牛黄丸 1 丸,日服 2 次,适用于热盛迫血妄行或三焦实热之烦躁不安、目赤面红者。

加减:神志不清加石菖蒲、郁金各 12 g;频繁呕吐者加伏龙肝、代赭石各 30 g;颈项强直甚者,加白附子 6 g,僵蚕 10 g,全蝎、蜈蚣各 5 g,天麻 12 g;痰热甚者加牛黄清心丸。

临证事宜:五志过极,心火暴盛,或肝阳暴亢,引动心火,风火相煽,气血上逆,心神昏冒,头痛项强,或猝倒无知,治宜用辛凉开窍,清肝息风,宁心泻火之品。

(三)验方精选

1.谭景祺凉血息风方

组成:羚羊角 2.5 g,钩藤 15 g,菊花 20 g,桑叶 15 g,生地黄 20 g,玄参 20 g,牡丹皮 20 g,黄连 10 g,栀子 10 g,贝母 15 g,白芍 15 g,柴胡 15 g,甘草 20 g。用于风火上扰者。

2.赵金铎凉血清脑汤

组成:生地黄、牡丹皮、白芍、羚羊角粉、钩藤、蝉蜕、僵蚕、桑叶、菊花、枳实、石菖蒲、竹沥。用于风火上扰证。

3.邢锡波清脑醒神息风镇痉方

组成:石菖蒲 10 g,生蒲黄 10 g,清半夏 10 g,全蝎 10 g,天麻10 g,钩藤 15 g,胆南星 10 g,羚羊角粉0.5 g,琥珀粉 0.4 g。用于风火上扰证。

4.吴翰香补络补管汤加味

组成:山茱萸 30 g,龙骨 30 g,牡蛎 30 g,三七粉 6 g,代赭石30 g,仙鹤草 30 g,降香 6～10 g,阿胶 6～10 g。用于偏虚证者。

5.汪履秋顺风匀气汤加减

组成:乌药 10 g,沉香 3 g,木瓜 10 g,青皮 5 g,苏梗 10 g,天麻 10 g,橘红 6 g,胆南星 10 g,炒枣仁 10 g,太子参 12 g。用于本病后遗瘫痪、语言不利且情绪不佳者。

6.刘沛然栀子金花汤

组成:焦栀子、黄连、黄芩、黄柏、大黄。初期火热炽盛、头痛神昏或二便失禁者加银花炭 40～60 g,菊花炭 12～30 g,生地炭 30～60 g;在痛减神清之后加生地黄 15～30 g,金银花及其炭各 10～15 g。

第五节 短暂性脑缺血发作

短暂性脑缺血发作(transient icehemic attack,TIA)是颈动脉或椎-基底动脉系统发生短暂性血液供应不足,引起局灶性脑缺血,从而导致突发的、短暂的、可逆性的神经功能障碍,是以相应供血区局限性和短暂性神经功能缺失为特点的一种脑血管病。发作持续数分钟,通常在 30 分钟内完全缓解,超过 2 小时常遗留轻微神经功能缺损表现,或 CT 及 MRI 检查显示脑组织缺血征象。TIA 好发于 34～65 岁人群,65 岁以上患者占 25.3%,男性多于女性。发病突然,多在体位改变、活动过度、颈部突然转动或屈伸等情况下发病。发病无先兆,有一过性的神经系统定位体征,一般无意识障碍,历时 5～20 分钟,可反复发作,但一般在 24 小时内完全缓解,无后遗症。

本病属于中医学的"眩晕""小中风"等范畴。

一、病因、病机

(一)肝阳偏亢

患者素体阴虚,水不涵木,复因情志所伤,肝阳偏亢,上扰于头目则为眩晕;或夹痰夹瘀,横窜经络,出现偏瘫、语言不利。

(二)痰浊内生

嗜酒及肥甘,饱饥劳倦,伤于脾胃,以致水谷不化,反而聚湿生痰,致使清阳不升,浊阴不降,发为本病。

(三)瘀血停滞

患者素体气血亏虚,运行不畅,以致瘀血停滞;或脉络空虚,风邪乘虚入中经络,气血痹阻,肌肉筋脉失于濡养。

本病位于经络,其主要病机是气虚血瘀,气虚为本,血瘀为标。血瘀是 TIA 发生发展的核心,更有痰浊与瘀血互结而致病者。此外,肝阳亦有夹痰、夹瘀而上扰者,临床宜细审之。

二、临床表现

TIA 好发于 50～70 岁,男性多于女性。起病突然,迅速出现局限性神经功能或视网膜功能障碍,常于 5 分钟左右达到高峰,持续时间短,恢复快,不留后遗症状,症状和体征应在4小时内完全消失;可反复发作,其临床表现虽因缺血脑组织的部位和范围不同而多样化,但就个体而言,每次发作的症状相对较恒定;常有高血压、糖尿病、心脏病和高脂血症病史。根据受累血管不同,临床上可分为颈内动脉系统 TIA 和椎-基底动脉系统 TIA。

(一)颈内动脉系统 TIA

颈内动脉系统 TIA 最常见的症状为单瘫、偏瘫、偏身感觉障碍、失语和单眼视力障碍等,亦可出现同向性偏盲等。

主要表现为单眼突然出现一过性黑蒙,或视力丧失,或白色闪烁,或视野缺损、复视等症状,持续数分钟可消失;对侧肢体轻度偏瘫或偏身感觉异常。若大脑优势半球受损则出现一过性的失语、失用、失读或失写,或同时伴有面肌、舌肌无力;偶可发生同侧偏盲。其中单眼突然出现一过性黑蒙是颈内动脉分支眼动脉缺血的特征性症状。短暂的精神症状和意识障碍偶亦可见。

(二)椎-基底动脉系统 TIA

椎-基底动脉系统 TIA 少见,发作较频繁,持续时间较长。主要为脑干、小脑、枕叶、颞叶及脊髓近端缺血,出现相应的神经缺损症状。

由于椎-基底动脉所供应的脑干、丘脑、小脑和大脑枕部结构复杂,故缺血所致的症状复杂多样,最常见的症状为一过性眩晕、眼震、站立或步态不稳。多数不伴有耳鸣,为脑干前庭系统缺血的表现;少数可伴耳鸣,是内听动脉缺血致内耳受累。本病的特征性症状如下。

(1)跌倒发作:患者转头或仰头时,下肢突然失去张力而跌倒,无意识丧失,常可很快自行站起,是由下部脑干网状结构缺血、肌张力降低所致。

(2)短暂性全面性遗忘症:发作时出现短时间记忆丧失,患者对此有自知力,持续数分钟至数十分钟,谈话、书写和计算能力保持,是大脑后动脉颞支缺血,常累及边缘系统的颞叶海马、海马旁回和穹隆所致。

(3)双眼视力障碍发作:可有复视、偏盲或双目失明。

另外,临床可能出现的症状还有吞咽障碍,构音不清,共济失调,意识障碍,伴或不伴瞳孔缩小;一侧或双侧面、口周麻木或交叉性感觉障碍。交叉性瘫痪是一侧脑干缺血的典型表现,可因脑干缺血的部位不同而出现不同的综合征,表现为一侧动眼神经、外展神经和/或面神经麻痹,对侧肢体瘫痪。

三、辅助检查

TIA 无特定的阳性指标,临床为明确其病因,常结合以下检查。

(一)EEG、CT、MRI、SPECT 及 PET 检查

头颅 CT 或 MRI 检查多正常,部分病例可见脑内有小的梗死灶或缺血灶,可见腔隙性梗死灶;弥散加权 MRI 检查可见片状缺血区;SPECT 可有局部血流量下降;PET 可见局限性氧与糖代谢障碍。

(二)DSA/MRA 或彩色经颅多普勒(TCD)检查

DSA/MRA 或彩色经颅多普勒检查可见血管狭窄、动脉粥样硬化斑。TCD 微栓子检测适合发作频繁的 TIA 患者。

(三)心电图及超声心动图检查

心电图及超声心动图检查可以发现动脉粥样硬化、心脏瓣膜病变及心肌病变。

(四)血常规、血脂及血液流变学检查

血常规、血脂及血液流变学检查可以确定 TIA 的发生与血液成分及血液流变学有无关系。

(五)颈椎 X 线检查

颈椎 X 线检查除外颈椎病变对椎动脉的影响。

(六)神经心理学检查

神经心理学检查可能发现轻微的脑功能损害。

四、诊断及鉴别诊断

(一)诊断

由于 TIA 呈发作性,且每次发作时临床症状持续时间较短,绝大多数 TIA 患者就诊时症状已消失,故其诊断多依靠病史。有典型临床表现而又能排除其他疾病时,诊断即可确立,但要进一步明确病因。

1.诊断要点

(1)多数在 50 岁以上发病。

(2)有高血压、高脂血症、糖尿病、脑动脉粥样硬化、较严重的心脏病病史及吸烟等不良嗜好者。

(3)突然发作的局灶性神经功能缺失,持续数分钟,或达数小时,但在 24 小时内完全恢复。

(4)患者的局灶性神经功能缺失症状常按一定的血管支配区刻板地反复

出现。

(5)发作间歇期无神经系统定位体征。

2.症状

近年来,TIA 的临床诊断有不同程度的扩大化倾向,已引起国内外的关注。《美国国立神经疾病与卒中研究所脑血管病分类(第3版)》中提出:TIA 的临床表现最常见的是运动障碍,对只出现一部分或一侧面部感觉障碍、视觉丧失或失语发作病例,诊断 TIA 须慎重;有些症状如麻木、头晕较常见,但不一定是 TIA,并明确提出不属 TIA 特征的症状。

(1)不伴后循环(椎-基底动脉系统)障碍及其他体征的意识丧失。

(2)强直性和/或阵挛性痉挛。

(3)躯体多处持续、进展性症状。

(4)闪光暗点。

(二)鉴别诊断

1.局灶性癫痫

局灶性癫痫特别是单纯部分发作,常表现为持续数秒至数分钟的肢体抽搐从躯体的一处开始,并向周围扩展,尤其是无张力性癫痫发作与 TIA 猝倒发作相似。较可靠的鉴别方法是进行 24 小时脑电图监测,如有局限性癫痫放电则可确诊为癫痫。CT 或 MRI 检查可发现脑内局灶性病变。

2.梅尼埃病

发作性眩晕、恶心和呕吐,与椎-基底动脉系统 TIA 相似,但每次发作持续时间多超过 4 小时,可达 3~4 天,伴有耳鸣、耳阻塞感和听力减退等症状,除眼球震颤外,无其他神经系统定位体征,发病年龄多见于 50 岁以下。

3.阿-斯综合征

严重心律失常如室上性心动过速、室性心动过速、心房扑动、多源性室性早搏和病态窦房结综合征等,可因阵发性全脑供血不足,出现头昏、晕倒和意识丧失,但常无神经系统局灶性症状和体征,心电图、超声心动图和 X 射线检查常有异常发现。

4.发作性睡病

发作性睡病可发生猝倒,但多见于年轻人,有明显的不可抗的睡眠发作,而罕见局限性神经功能缺失,易于鉴别。

5.其他颅内病变

肿瘤、脓肿、慢性硬膜下血肿和脑内寄生虫等亦可出现类 TIA 发作症状,原发或继发性自主神经功能不全亦可因血压或心律的急剧变化出现短暂性全脑供血不足,继而出现发作性意识障碍,应注意排除。

五、治疗

TIA发作可自行缓解,其治疗目的在于消除病因,预防再发或减少复发,保护脑组织、防治TIA后的再灌注损伤。无论何种因素所致的TIA,都应被视为完全性卒中的重要危险因素,尤其是短时间内反复多次发作者。积极应用抗血小板聚集剂和血管扩张剂的同时,针对病因治疗,如降血压、降血脂、控制糖尿病、抗心律失常等。中医药辨证论治对本病有一定的疗效,如活血化瘀药物能降低血黏度,改善脑供血,部分药物能抗动脉粥样硬化,具有对因治疗的作用,远期疗效较好,可配合使用。

(一)辨证论治

1.肝肾阴虚,风阳上扰证

症状:头晕目眩,甚则欲仆,目胀耳鸣,心中烦热,多梦健忘,肢体麻木,或猝然半身不遂,言语謇涩,但瞬时即过,舌质红、苔薄白或少苔,脉弦或细数。

治法:平肝息风,育阴潜阳。

方药:镇肝息风汤加减。头痛目胀,加夏枯草、菊花;言语謇涩,加远志、石菖蒲;腰膝酸软,舌红,脉细数,加熟地黄、山茱萸、何首乌;面红目赤,口苦烦躁,加龙胆草、夏枯草。

2.气虚血瘀,脉络瘀阻证

症状:头晕目眩,动则加剧,言语謇涩,或一侧肢体软弱无力,渐觉不遂,偶有肢体掣动,口角流涎。舌质黯淡,或有瘀点,苔白,脉沉细无力或涩。

治法:补气养血,活血通络。

方药:补阳还五汤加减。若上肢不遂者,加桂枝、桑枝;下肢不遂,加续断、牛膝;言语不利,加远志、石菖蒲。

3.痰瘀互结,阻滞脉络证

症状:头晕目眩,头重如蒙,肢体麻木,胸脘痞闷。舌质暗,苔白腻或黄厚腻,脉滑数或涩。

治法:豁痰化瘀,通经活络。

方药:黄连温胆汤合桃红四物汤加减。痰浊较甚者,加南星;胸脘痞闷,加厚朴、枳实。

(二)中药制剂

丹红注射液、脑心通胶囊、稳心颗粒、谷红注射液、龙生蛭胶囊、中风回春胶囊、人参再造丸、华佗再造丸、银杏叶片、脉络宁注射液、芪归通络口服液、血栓通注射液和参麦注射液等。

第六节 脑动脉粥样硬化

脑动脉粥样硬化是全身动脉粥样硬化的一部分,同时也是急性脑血管病尤其是脑缺血发作的主要发病基础,是各种因素导致的脑动脉管壁变性和硬化的总称。包括医学上常常提到的脑动脉粥样硬化(大、中动脉)、小动脉粥样硬化、微小动脉的玻璃样变都称为脑动脉粥样硬化。

由于动脉粥样硬化的形成过程是相当缓慢的,动脉粥样硬化并不是到老年才开始发展起来的,而是随着年龄的增长发生进行性的扩散及加重,多数患者不一定有临床症状,因此也往往容易被人们忽视。但随着脑动脉粥样硬化的逐渐进展,脑组织会因缺血而软化、坏死,脑细胞变性死亡,最后产生脑萎缩和脑动脉粥样硬化性痴呆。严重的患者可出现严重的脑卒中(脑出血和脑梗死)而危及生命,即使能活下来,也会遗留严重的后遗症。因此及早认识和预防脑动脉粥样硬化是十分重要的。

中医学无"脑动脉粥样硬化"病名,根据其临床特点,归纳为眩晕范畴。

一、病因、病机

(一)病因

1.情志不遂

忧郁恼怒太过,肝失条达,肝气郁结,气郁化火,肝阴耗伤,风阳易动,上扰头目,发为眩晕。正如《类证治裁·眩晕》所言:"良由肝胆乃风木之脏,相火内寄,其性主动主升;或由身心过动,或由情志郁勃,或由地气上腾,或由冬藏不密,或由高年肾液已衰,水不涵木,或由病后精神未复,阴不吸阳,以致目昏耳鸣,震眩不定。"

2.年高肾亏

肾为先天之本,主藏精生髓,脑为髓之海。若年高肾精亏虚,髓海不足,无以

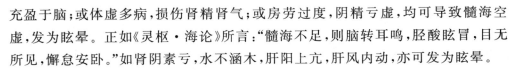

充盈于脑；或体虚多病，损伤肾精肾气；或房劳过度，阴精亏虚，均可导致髓海空虚，发为眩晕。正如《灵枢·海论》所言："髓海不足，则脑转耳鸣，胫酸眩冒，目无所见，懈怠安卧。"如肾阴素亏，水不涵木，肝阳上亢，肝风内动，亦可发为眩晕。

3.病后体虚

脾胃为后天之本，气血生化之源。若久病体虚，脾胃虚弱，或失血之后，耗伤气血，或饮食不节，忧思劳倦，均可导致气血两虚。气虚则清阳不升，血虚则清窍失养，故而发为眩晕。正如《景岳全书·眩晕》所言："原病之由有气虚者，乃清气不能上升，或汗多亡阳而致，当升阳补气；有血虚者，乃因亡血过多，阳无所附而然，当益阴补血，此皆不足之证也。"

4.饮食不节

若饮食不节，嗜酒肥甘，损伤脾胃，以致健运失司，水湿内停，积聚生痰，痰阻中焦，清阳不升，头窍失养，故发为眩晕。

5.缺乏运动

长期喜卧好坐，缺乏运动，膏脂痰浊，聚于肌肤，阻于中焦，上蒙清窍。

6.先天禀赋

《黄帝内经》即认识到该病与人的体质有关，现代已明确认识到本病的发生具有家族性。阳热体质、胃热偏盛者，食欲亢进，食量过大，脾运不及，可致膏脂痰湿堆积而成。

（二）病机

本病病因虽有上述多种，但其基本病理变化，不外虚实两端。虚者为髓海不足，或气血亏虚，清窍失养；实者为风、火、痰、瘀扰乱清空。本病的病位在于头窍，其病变脏腑与肝、脾、肾三脏相关。肝乃风木之脏，其性主动主升，若肝肾阴亏，水不涵木，阴不维阳，阳亢于上，或气火暴升，上扰头目，则发为眩晕。脾为后天之本，气血生化之源，若脾胃虚弱，气血亏虚，清窍失养，或脾失健运，痰浊中阻，或风阳夹痰，上扰清空，均可发为眩晕。肾主骨生髓，脑为髓海，肾精亏虚，髓海失充，亦可发为眩晕。

眩晕的病性以虚者居多，气虚血亏、髓海空虚、肝肾不足所导致的眩晕多属虚证；因痰浊中阻、瘀血阻络、肝阳上亢所导致的眩晕属实证。风、火、痰、瘀是眩晕的常见病理因素。

在眩晕的病变过程中，各个证候之间相互兼夹或转化。如脾胃虚弱、气血亏虚而生眩晕，而脾虚又可聚湿生痰，两者相互影响，临床上可以表现为气血亏虚兼有痰湿中阻的证候。如痰湿中阻、郁久化热，形成痰火为患，甚至火盛伤阴，形成阴亏于下、痰火上蒙的复杂局面。再如肾精不足,本属阴虚,若阴损及阳,或精不化气,可以转为肾阳不足或阴阳两虚之证。此外,风阳每夹有痰火,肾虚可以导致肝旺,久病入络形成瘀血,故临床常形成虚实夹杂之证候。若中年以上,阴虚阳亢,风阳上扰,往往有中风晕厥的可能。

二、临床表现

常有头晕、头痛等症状。

(一)头晕

头晕为本病最多见的症状。有些是一过性的,常在突然下蹲或起立时出现,有些是持续性的。头晕是患者的主要痛苦所在,其头部有持续性的沉闷不适感,严重妨碍思考、影响工作,使患者对周围事物失去兴趣,当出现高血压危象或椎-基底动脉供血不足时,可出现与内耳眩晕症相类似的症状。

(二)头痛

头痛亦是本病常见症状,多为持续性钝痛或搏动性胀痛,甚至有炸裂样剧痛。常在早晨睡醒时发生,起床活动及饭后逐渐减轻。疼痛部位多在额部两旁的太阳穴和后脑勺。

(三)烦躁、心悸、失眠

患者性情多较急躁,遇事敏感、易激动。心悸、失眠较常见,失眠多为入睡困难或早醒、睡眠不实、噩梦纷纭、易惊醒。这与大脑皮质功能紊乱及自主神经功能失调有关。

(四)注意力不集中及记忆力减退

早期多不明显,但随着病情发展而逐渐加重。因颇令人苦恼,故常成为促使患者就诊的原因之一。表现为注意力容易分散,近期记忆减退,常很难记住近期的事情,而对过去的事如童年时代的事情却记忆犹新。

(五)肢体麻木

常见手指、足趾麻木或皮肤如蚁行感或项背肌肉紧张、酸痛。部分患者常感手指不灵活。一般经过适当治疗后可以好转,但若肢体麻木较顽固,持续时间长,而且固定出现于某一肢体,并伴有肢体乏力、抽筋、跳痛时,应及时到医院就诊,预防中风发生。

(六)出血

较少见。由于脑动脉粥样硬化后血管弹性减退、脆性增加,故容易破裂出

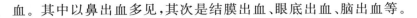

血。其中以鼻出血多见,其次是结膜出血、眼底出血、脑出血等。

三、辅助检查

(一)血液生化检查

血液生化检查常有胆固醇、甘油三酯和低密度脂蛋白增高和血糖增高。

(二)经颅多普勒超声(TCD)检查

TCD可发现脑动脉主要分支的流速、流向改变,提示管腔狭窄。

(三)CT 和 MRI 检查

可见普遍的脑萎缩、腔隙性梗死灶和脑白质变性。

(四)眼底检查

可见动、静脉交叉压迫现象,动脉变细,反光增强,呈银丝样。

四、诊断及鉴别诊断

(一)诊断

由于脑动脉粥样硬化最初没有明显的自觉症状,所以患者自己很难掌握病情。临床上若出现以下情况时,一定要特别注意脑动脉粥样硬化。

1.头晕

经常觉得头发沉、发闷(头部有紧箍和压迫感),头晕、头痛等头脑不舒服,常伴有耳鸣、视物不清。

2.睡眠不好

入睡困难、易醒、多梦等,有些患者需服用安眠药才能入睡。部分患者表现为贪睡。

3.近记忆减退

对人名、数字和最近发生的事情容易忘记,对童年或往事却记得很清楚。

4.综合判断能力下降

对新事物的领悟能力减退,工作效率降低,自感不能胜任工作。

5.情感异常

常常因为生活中的小事激动、发脾气、忧伤、情绪波动大。性格反常,表现为热情变淡漠、慷慨变吝啬、整洁变邋遢。还有些患者可出现焦虑、抑郁或恐惧等情感障碍。

6.短暂的肢体麻木

一侧肢体或肢体的一部分麻木、无力、感觉异常。

7.步态变化

步态慌张,小碎步,走路及转身缓慢、僵硬或不稳。

8.假性延髓性麻痹

假性延髓性麻痹表现为四肢肌张力增高,出现难以自我控制的强笑强哭,吞咽困难伴流涎等。

9.帕金森综合征

面部缺乏表情,直立时身体向前弯,四肢肌强直而肘关节略屈,手指震颤呈搓丸样,步伐小而身体前冲。

(二)鉴别诊断

1.神经衰弱综合征(包括神经官能症)

神经衰弱综合征与精神因素关系密切,临床表现以易兴奋、易衰竭为特征,无相应智能障碍,更无局限性神经系统缺损的体征。神经衰弱综合征一般起病年龄较轻,且缺乏动脉粥样硬化的其他征象。

2.颅内占位性病变

颅内占位性病变可有颅内压增高和相应神经缺损体征,缺乏动脉粥样硬化体征,脑血管造影、脑 CT 等检查可资鉴别。

3.阿尔茨海默病与皮克病

阿尔茨海默病与皮克病属老年前期精神病。较早出现语言障碍,以智能减退和精神改变最突出。常做一些刻板、重复、无意义的动作。神经系统阳性体征较少,缺少全身动脉粥样硬化其他征象。

4.老年性精神病

本病呈慢性持续性进展的智能减退,而非阶梯样波动,且缺乏局灶性神经系统损害体征,脑 CT、ECT 检查可有助于鉴别。

5.其他疾病

在临床工作中,还应与以下几种疾病加以鉴别。①营养障碍:如维生素 B_1 或维生素 B_{12} 吸收不良综合征等;②严重贫血;③内分泌疾病,如甲状腺功能低下、垂体功能低下、肾上腺功能低下等;④心肺功能障碍,慢性缺氧及碳酸过多,慢性充血性心力衰竭;⑤慢性肝、肾疾病所致的肝脑综合征、尿毒症;⑥隐性癌肿伴继发性脑病;⑦隐匿性脑积水;⑧低血糖;⑨忧郁症、焦虑症等。

五、治疗

(一)辨证论治

1.肝阳上亢

症状:眩晕,耳鸣,头目胀痛,口苦,失眠多梦,遇烦劳郁怒而加重,甚则仆倒,颜面潮红,急躁易怒,肢麻震颤,舌红苔黄,脉弦或数。

病机:肝阳风火,上扰清窍。

治法:平肝潜阳,清火息风。

方药:天麻钩藤饮加减。本方功用平肝潜阳,清火息风,可用于肝阳偏亢、风阳上扰而导致的眩晕。

常用药:天麻,石决明、钩藤平肝潜阳息风;牛膝、杜仲、桑寄生补益肝肾;黄芩、山栀、菊花清肝泻火;白芍柔肝滋阴。

若肝火上炎,口苦目赤,烦躁易怒者,酌加龙胆草、丹皮、夏枯草;若肝肾阴虚较甚,目涩耳鸣,腰酸膝软,舌红少苔,脉弦细数者,可酌加枸杞子、首乌、生地、麦冬、玄参;若见目赤便秘,可选加大黄,或当归龙荟丸以通腑泄热;若眩晕剧烈,兼见手足麻木或震颤者,加羚羊角、石决明、生龙骨、生牡蛎、全蝎、蜈蚣等镇肝息风,清热止痉。

2.气血亏虚

症状:眩晕动则加剧,劳累即发,面色㿠白,神疲乏力,倦怠懒言,唇甲不华,发色不泽,心悸少寐,纳少腹胀。舌淡、苔薄白,脉细弱。

病机:气血亏虚,清阳不展,脑失所养。

治法:补益气血,调养心脾。

方药:归脾汤加减。本方功用补益气血、健脾养心,主治因心脾两虚,气血不足而导致的眩晕等。

常用药:党参、白术、黄芪益气健脾;当归、熟地、龙眼肉、大枣补血生血养心;茯苓、炒扁豆补中健脾;远志、枣仁养血安神。

若中气不足,清阳不升,兼见气短乏力、纳少神疲、便溏下坠、脉象无力者,可合用补中益气汤;若自汗时出,易于感冒,当重用黄芪,加防风、浮小麦益气固表敛汗;若兼见形寒肢冷,腹中隐痛,脉沉者,可酌加桂枝、干姜以温中助阳;若血虚较甚,面色㿠白,唇舌色淡者,可加阿胶、紫河车粉(冲服);兼见心悸怔忡,少寐健忘者,可加柏子仁、合欢皮、夜交藤养心安神;脾虚湿盛,腹泻或便溏,腹胀纳呆,舌淡舌胖,边有齿痕者,可酌加薏苡仁、炒扁豆、泽泻等,当归宜炒用。

3.肾精不足

症状:眩晕日久不愈,精神萎靡,腰酸膝软滑泄,耳鸣齿摇;或颧红咽干,五心烦热,少寐多梦,健忘,两目干涩,视力减退,舌质淡嫩,舌红少苔,脉弱尺甚;或遗精,舌红少苔,脉细数;或面色㿠白,形寒肢冷,舌淡苔白,脉沉迟。

病机:肾精不足,髓海空虚,脑失所养。

治法:滋养肝肾,益精填髓。

方药:左归丸加减。本方滋阴补肾,填精补髓。

常用药:熟地、山萸肉、怀山药滋阴补肾;龟板、鹿角胶、紫河车滋肾助阳,益精填髓;杜仲、枸杞子、菟丝子补益肝肾;牛膝强肾益精。

若阴虚火旺,症见五心烦热、潮热颧红、舌红少苔、脉细数者,可加鳖甲、知母、黄柏、丹皮、地骨皮等;若肾失封藏固摄、遗精滑泄者,可酌加芡实、莲须、桑螵蛸等;若兼失眠、多梦、健忘诸症,加阿胶、鸡子黄、酸枣仁、柏子仁等交通心肾,养心安神。

若阴损及阳,肾阳虚明显,表现为四肢不温、形寒怕冷、精神萎靡、舌淡脉沉者,或予右归丸温补肾阳、填精补髓,或酌配巴戟天、淫羊藿、肉桂;若兼见下肢水肿、尿少等症,可加桂枝、茯苓、泽泻等温肾利水;若兼见便溏、腹胀少食,可加白术、茯苓以健脾止泻。

4.痰湿中阻

症状:眩晕,头重昏蒙,或伴视物旋转,胸闷恶心,呕吐痰涎,食少多寐,舌苔白腻,脉濡。

病机:痰浊中阻,上蒙清窍,清阳不升。

治法:化痰祛湿,健脾和胃。

方药:半夏白术天麻汤加减。本方燥湿化痰,平肝息风,用于治疗脾虚湿盛、风痰上扰之眩晕。

常用药:半夏、陈皮健脾燥湿化痰;白术、薏苡仁、茯苓健脾化湿;天麻化痰息风,止头眩。

若眩晕较甚,呕吐频作,视物旋转,可酌加代赭石、竹茹、生姜、旋覆花以镇逆止呕;若脘闷纳呆,加砂仁、白蔻仁等芳香和胃;若兼见耳鸣重听,可酌加郁金、菖蒲、葱白以通阳开窍;若痰郁化火,头痛头胀,心烦口苦,渴不欲饮,舌红、苔黄腻,脉弦滑者,宜用黄连温胆汤清化痰热。

5.瘀血阻窍

症状:眩晕,头痛,兼见健忘,失眠,心悸,精神不振,耳鸣耳聋,面唇紫暗,舌暗有瘀斑,脉涩或细涩。

病机:瘀血阻络,气血不畅,脑失所养。

治法:祛瘀生新,活血通窍。

方药:通窍活血汤加减。本方活血化瘀、通窍止痛,用于治疗跌仆外伤、瘀阻头面而导致的眩晕、头痛诸症。

常用药:川芎、赤芍、桃仁、红花活血化瘀,通窍止痛;白芷、菖蒲、老葱通窍理气,温经止痛;当归养血活血;地龙、全蝎入经络,镇痉祛风。

若兼见神疲乏力、少气自汗等症,加入黄芪、太子参益气行血;若兼畏寒肢冷,感寒加重,可加附子、桂枝温经活血。

(二)中药制剂

可选用脑心通胶囊、丹红注射液、龙生蛭胶囊、中风回春胶囊、复方血栓通胶囊、通心络胶囊、谷红注射液、脉络宁注射液、芪归通络口服液、稳心颗粒等。

第二章

心内科疾病

第一节 原发性高血压

原发性高血压是以体循环动脉血压升高为主要临床表现,引起心、脑、肾、血管等器官结构、功能异常并导致心脑血管事件或死亡的心血管综合征,占高血压的绝大多数,通常简称为"高血压"。

一、流行病学

高血压是最常见的慢性病,就全球范围来看,高血压患病率和发病率在不同国家、地区或种族之间有差别;发达国家较发展中国家高;无论男女,随着年龄增长,高血压患病率日益上升;男女之间患病率差别不大,青年期男性稍高于女性,中年后女性稍高于男性。

根据 2002 年调查数据,我国 18 岁以上成人高血压患病率为 18.8%,估计目前我国约有 2 亿多高血压患者,每年新增高血压患者约 1 000 万人。高血压患病率北方高于南方,华北及东北属于高发地区;沿海高于内地;城市高于农村;高原少数民族地区患病率较高。近年来,经过全社会的共同努力,高血压知晓率、治疗率及控制率有所提高,但仍很低。

二、病因

(一)遗传因素

60%的高血压患者有阳性家族史,患病率在具有亲缘关系的个体中较非亲缘关系的个体高,同卵双生子较异卵双生子高,而在同一家庭环境下具有血缘关系的兄妹较无血缘关系的兄妹高;大部分研究提示,遗传因素占高血压发病机制35%~50%;已有研究报告过多种罕见的单基因型高血压。可能存在主要基因显性遗传和多基因关联遗传两种方式;高血压多数是多基因功能异常,其中每个基因对血压都有一小部分作用(微效基因),这些微效基因的综合作用最终导致了血压的升高。动物实验研究已成功地建立了遗传性高血压大鼠模型,繁殖几代后几乎100%发生高血压。不同个体的血压在高盐膳食和低盐膳食中也表现出一定的差异性,这也提示可能有遗传因素的影响。

(二)非遗传因素

近年来,非遗传因素的作用越来越受到重视,在大多数原发性高血压患者中,很容易发现环境(行为)对血压的影响。重要的非遗传因素如下。

1.膳食因素

日常饮食习惯明显影响高血压患病风险。高钠、低钾膳食是大多数高血压患者发病最主要的危险因素。人群中,钠盐摄入量与血压水平和高血压患病率呈正相关,而钾盐摄入量与血压水平呈负相关。我国人群研究表明,膳食钠盐摄入量平均每天增加 2 g,收缩压和舒张压分别增高 0.3 kPa(2 mmHg)和 0.1 kPa(1.2 mmHg)。进食较少新鲜蔬菜水果会增加高血压患病风险,可能与钾盐及柠檬酸的低摄入量有关。重度饮酒人群中高血压风险升高;咖啡因可引起瞬时血压升高。

2.超重和肥胖

体质指数(BMI)及腰围是反映超重及肥胖的常用临床指标。人群中体质指数与血压水平呈正相关:体质指数每增加 3 kg/m^2,高血压风险在男性增加50%,女性增加 57%。身体脂肪的分布与高血压发生也相关:腰围男性≥90 cm或女性≥85 cm,发生高血压的风险是腰围正常者的 4 倍以上。目前认为超过50%的高血压患者可能是肥胖所致。

3.其他

长期精神过度紧张、缺乏体育运动、睡眠呼吸暂停及服用避孕药物等也是高血压发病的重要危险因素。

三、发病机制

遗传因素与非遗传因素通过什么途径和环节升高血压,尚不完全清楚。已知影响动脉血压形成的因素包括心脏射血功能、循环系统内的血液充盈及外周动脉血管阻力。目前主要从以下几个方面阐述高血压的机制。

(一)交感神经系统活性亢进

各种因素使大脑皮质下神经中枢功能发生变化,各种神经递质浓度异常,最终导致交感神经系统活性亢进,血浆儿茶酚胺浓度升高。交感神经系统活性亢进可能通过多种途径升高血压,如儿茶酚胺单独的作用与儿茶酚胺对肾素释放刺激的协同作用,最终导致心排血量增加或改变正常的肾脏压力-容积关系。另外,交感神经系统分布异常在高血压发病机制方面也有重要作用,这些现象在年轻患者中更明显,越来越多的证据表明,交感神经系统亢进与心脑血管病发病率和病死率呈正相关。它可能导致了高血压患者在晨间的血压增高,引起了晨间心血管病事件的升高。

(二)肾素-血管紧张素-醛固酮系统

肾素-血管紧张素-醛固酮系统(RAAS)在调节血管张力、水电解质平衡和心血管重塑等方面都起着重要的作用。经典的 RAAS 肾小球入球动脉的球旁细胞分泌肾素,激活从肝脏产生的血管紧张素原,生成血管紧张素Ⅰ(AngⅠ),然后经过血管紧张素转换酶(ACE)生成血管紧张素Ⅱ(AngⅡ)。AngⅡ是 RAAS 的主要效应物质,可以作用于血管紧张素Ⅱ受体,使小动脉收缩;并可刺激醛固酮的分泌,而醛固酮分泌增加可导致水钠潴留。另外,还可以通过交感神经末梢突触前膜的正反馈使去甲肾上腺素分泌增加。这些作用均可导致血压升高,从而参与了高血压的发病及维持。目前,针对该系统研制的降压药在高血压的治疗中发挥着重要作用。此外,该系统除上述作用外,还可能与动脉粥样硬化、心肌肥厚、血管中层硬化、细胞凋亡及心力衰竭等密切相关。

(三)肾脏钠潴留

相当多的详细证据支持钠盐在高血压发生中的作用。目前研究表明,血压随年龄升高直接与钠盐摄入水平的增加有关。给某些人短期内大量钠负荷,血管阻力和血压会上升,而限钠至 100 mmol/d,多数人血压会下降,而利尿剂的降压作用需要一个初始的排钠过程。在大多数高血压患者中,血管组织和血细胞内钠浓度升高;对有遗传倾向的动物给予钠负荷,会出现高血压。

过多的钠盐必须在肾脏被重吸收后才能引起高血压,因此肾脏在调节钠盐方面起着重要作用,研究表明老年高血压患者中盐敏感性增加,推测可能与肾小球滤钠作用下降及肾小管重吸收钠异常增高有关。另外,其他一些原因也可干扰肾单位对过多钠盐的代偿能力,进而可导致血压升高,如获得性钠泵抑制剂或其他影响钠盐转运物质的失调;一部分人群由于各种原因导致入球小动脉收缩或腔内固有狭窄而导致肾单位缺血,这些肾单位分泌的肾素明显增多,增多的肾素干扰了正常肾单位对过多钠盐的代偿能力,从而扰乱了整个血压的自身稳定性。

(四)高胰岛素血症和/或胰岛素抵抗

高血压与高胰岛素血症之间的关系已被认识了很多年,高血压患者中约有一半存在不同程度的胰岛素抵抗(IR),尤其是伴有肥胖者。近年来的一些观点认为胰岛素抵抗是 2 型糖尿病和高血压发生的共同病理生理基础。大多观点认为血压的升高继发于高胰岛素血症。高胰岛素血症导致的升压效应机制:一方面导致交感神经活性的增加、血管壁增厚和肾脏钠盐重吸收增加等;另一方面高胰岛素血症也可导致一氧化氮扩血管作用的缺陷,从而升高血压。

(五)其他可能的机制

(1)内皮细胞功能失调:血管内皮细胞可以产生多种调节血管收缩舒张的递质,如一氧化氮、前列环素、内皮素-1 及内皮依赖性收缩因子等。当这些介质分泌失调时,可能导致血管的收缩舒张功能异常,如高血压患者对不同刺激引起的一氧化氮释放减少而导致的舒血管反应减弱;内皮素-1,可引起强烈而持久的血管收缩,阻滞其受体后则引起血管舒张,但内皮素在高血压中的作用仍然需要更多研究。

(2)细胞间离子转运失调及多种血管降压激素缺陷等也可能影响血压。

四、病理

高血压的主要病理改变是小动脉的病变和靶器官损害。长期高血压引起全身小动脉病变,主要表现为小动脉中层平滑肌细胞增生和纤维化,管壁增厚和管腔狭窄,导致心、脑、肾等重要靶器官缺血以及相关的结构和功能改变。长期高血压可促进大、中动脉粥样硬化的发生和发展。

(一)心脏

左心室肥厚是高血压所致心脏特征性的改变。长期压力超负荷和神经内分泌异常,可导致心肌细胞肥大、心肌结构异常、间质增生、左心室体积和重量增加。早期左心室以向心性肥厚为主,长期病变时心肌出现退行性改变,心肌细胞萎缩伴间质纤维化,心室壁可由厚变薄,左心室腔扩大。左心室肥厚将引起一系列功能失调,包括冠状动脉血管舒张储备功能降低、左心室壁机械力减弱及左心室舒张充盈方式异常等;随着血流动力学变化,早期可出现舒张功能变化,晚期可演变为舒张或收缩功能障碍,发展为不同类型的充血性心力衰竭。高血压在导致心脏肥厚或扩大的同时,常可合并冠状动脉粥样硬化和微血管病变,最终可导致心力衰竭或严重心律失常,甚至猝死。

(二)肾

长期持续性高血压可导致肾动脉硬化以及肾小球囊内压升高,造成肾实质缺血、肾小球纤维化及肾小管萎缩,并有间质纤维化;相对正常的肾单位可代偿性肥大。早期患者肾脏外观无改变,病变进展到一定程度时肾表面呈颗粒状,肾体积可随病情的发展逐渐萎缩变小,最终导致肾衰竭。

(三)脑

高血压可造成脑血管从痉挛到硬化的一系列改变,但脑血管结构较薄弱,发生硬化后更为脆弱,加之长期高血压时脑小动脉易形成微动脉瘤,易在血管痉挛、血管腔内压力波动时破裂出血;高血压易促使脑动脉粥样硬化、粥样斑块破裂可并发脑血栓形成。高血压的脑血管病变特别容易发生在大脑中动脉的豆纹动脉、基底动脉的旁正中动脉和小脑齿状核动脉,这些血管直接来自压力较高的大动脉,血管细长而且垂直穿透,容易形成微动脉瘤或闭塞性病变。此外,颅内外动脉粥样硬化的粥样斑块脱落可造成脑栓塞。

(四)视网膜

视网膜小动脉在本病初期发生痉挛,以后逐渐出现硬化,严重时发生视网膜出血和渗出以及视盘水肿。高血压视网膜病变分为 4 期(图 2-1):Ⅰ期和Ⅱ期是视网膜病变早期,Ⅲ和Ⅳ期是严重高血压视网膜病变,对心血管病死率有很高的预测价值。

五、临床表现

(一)症状

高血压被称作沉默杀手,大多数高血压患者起病隐匿、缓慢,缺乏特殊的临床表现。有的仅在健康体检或因其他疾病就医或在发生明显的心、脑、肾等靶器官损害时才被发现。临床常见症状有头痛、头昏、头胀、失眠、健忘、注意力不集中、易怒及颈项僵直等,症状与血压升高程度可不一致,上述症状在血压控制后可减轻或消失。疾病后期,患者出现高血压相关靶器官损害或并发症时,可出现相应的症状,如胸闷、气短、口渴、多尿、视野缺损、短暂性脑缺血发作等。

(二)体征

高血压体征较少,除血压升高外,体格检查听诊可有主动脉瓣区第二心音亢进、收缩期杂音或收缩早期喀喇音等。有些体征常提示继发性高血压可能:若触诊肾脏增大,同时有家族史,提示多囊肾可能;腹部听诊收缩性杂音,向腹两侧传导,提示肾动脉狭窄;心律失常、严重低钾及肌无力的患者,常考虑原发性醛固酮增多症。

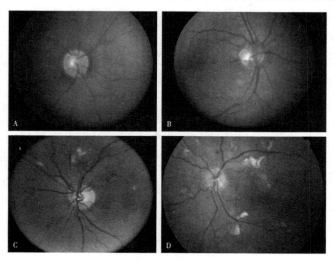

图 2-1 高血压视网膜病变分期

A.Ⅰ期(小动脉局灶性或普遍性狭窄);B.Ⅱ期(动静脉缩窄);C.Ⅲ期(出血、严重渗出);D.Ⅳ期(视盘水肿)

(三)并发症

1.心力衰竭

长期持续性高血压使左心室超负荷,发生左心室肥厚。早期心功能改变是舒张功能降低,压力负荷增大,可演变为收缩和/或舒张功能障碍,出现不同类型的心力衰竭。同时高血压可加速动脉粥样硬化的发展,增大了心肌缺血的可能性,使高血压患者心肌梗死、猝死及心律失常发生率较高。

2.脑血管疾病

脑血管并发症是我国高血压患者最常见的并发症,也是最主要死因;主要包括短暂性脑缺血发作(TIA)、脑血栓形成、高血压脑病、脑出血及脑梗死等。高血压占脑卒中病因的50%以上,是导致脑卒中和痴呆的主要危险因素。在中老年高血压患者中,磁共振成像(MRI)上无症状脑白质病变(白质高密度)提示脑萎缩和血管性痴呆。

3.大血管疾病

高血压患者可合并主动脉夹层(远端多于近端)、腹主动脉瘤和外周血管疾病等;其中,大多数腹主动脉瘤起源肾动脉分支以下。

4.慢性肾脏疾病

高血压可引起肾功能下降和/或尿白蛋白排泄增加。血清肌酐浓度升高或估算的肾小球滤过率(eGFR)降低表明肾脏功能减退;尿白蛋白和尿白蛋白排泄率增加则意味着肾小球滤过屏障的紊乱。高血压合并肾脏损害大大增加了心血管事件的风险。大多数高血压相关性慢性肾脏病患者在肾脏功能全面恶化需要透析前,常死于心脏病发作或者脑卒中。

六、诊断与鉴别诊断

高血压患者的诊断:①确定高血压的诊断;②排除继发性高血压的原因;③根据患者心血管危险因素、靶器官损害和伴随的临床情况评估患者的心血管风险。需要正确测量血压、仔细询问病史(包括家族史)及体格检查,安排必要的实验室检查。

(1)目前高血压的定义:在未使用降压药物的情况下,非同日3次测量血压,收缩压(SBP)≥18.7 kPa(140 mmHg)和/或舒张压(DBP)≥12.0 kPa(90 mmHg)[收缩压≥18.7 kPa(140 mmHg)和舒张压<12.0 kPa(90 mmHg)为单纯性收缩期高血压];患者既往有高血压,目前正在使用降压药物,血压虽然低于18.7/12.0 kPa(140/90 mmHg),也应诊断为高血压。根据血压升高水平,又进一步将高血压分为1级、2级和3级(表2-1)。

(2)心血管疾病风险分层的指标:血压水平、心血管疾病危险因素、靶器官损害、临床并发症和糖尿病,根据这些指标,可以将患者进一步分为低危、中危、高危和很高危4个层次,它有助于确定启动降压治疗的时机,确立合适的血压控制目标,采用适宜的降压治疗方案,实施危险因素的综合管理等。表2-2为高血压患者心血管疾病风险分层标准。

表2-1　血压水平分类和分级

分类	收缩压(mmHg)	舒张压(mmHg)
正常血压	<120	<80
正常高值血压	120～139	80～89
高血压	≥140	≥90
1级高血压	140～159	90～99
2级高血压	160～179	100～109
3级高血压	≥180	≥110
单纯收缩期高血压	≥140	<90

注:当收缩压和舒张压分属于不同级别时,以较高的分级为准。

表 2-2　高血压患者心血管疾病风险分层

其他危险因素和病史	高血压		
	1 级	2 级	3 级
无	低危	中危	高危
1～2 个其他危险因素	中危	中危	很高危
≥3 个其他危险因素，或靶器官损伤	高危	高危	很高危
临床并发症或合并糖尿病	很高危	很高危	很高危

七、实验室检查

(一)血压测量

1.诊室血压测量

诊室血压是指由医护人员在标准状态下测量得到的血压，是目前诊断、治疗、评估高血压常用的标准方法，准确性好。正确的诊室血压测量规范如下：测定前患者应坐位休息 3～5 分钟；至少测定 2 次，间隔 1～2 分钟，如果 2 次测量数值相差很大，应增加测量次数；合并心律失常，尤其是心房颤动的患者，应重复测量以改善精确度；使用标准气囊(宽 12～13 cm，长 35 cm)，上臂围＞32 cm 应使用大号袖带，上臂较瘦的应使用小号的袖带；无论患者体位如何，袖带应与心脏同水平；采用听诊法时，使用柯氏第Ⅰ音和第Ⅴ音(消失音)分别作为收缩压和舒张压。第 1 次应测量双侧上臂血压以发现不同，以后测量血压较高一侧；在老年人、合并糖尿病或其他可能易发生直立性低血压者第 1 次测量血压时，应测定站立后 1 分钟和 3 分钟的血压。

2.诊室外血压测量

诊室外血压通常指动态血压监测或家庭自测血压。诊室外血压是传统诊室血压的重要补充，最大的优势在于提供大量医疗环境以外的血压值，较诊室血压代表更真实的血压。

(1)家庭自测血压：可监测常态下白天血压，获得短期和长期血压信息，用于评估血压变化和降压疗效。适用于老年人、妊娠妇女、糖尿病、可疑白大衣性高血压、隐蔽性高血压和难治性高血压等；有助于提高患者治疗的依从性。

测量方法：目前推荐国际标准认证的上臂式电子血压计，一般不推荐指式、手腕式电子血压计，肥胖患者或寒冷地区可用手腕式电子血压计。测量方法为每天早晨和晚上检测血压，测量后马上将结果记录在标准的日记上，连续 3～4 天，最好连续监测 7 天，在医师的指导下，剔除第 1 天监测的血压值后，取其他读数的平均值解读结果。

(2)24小时动态血压:可监测日常生活状态下全天血压,获得多个血压参数,不仅可用于评估血压升高程度、血压晨峰、短时血压变异和昼夜节律,还有助于评估降压疗效,鉴别白大衣性高血压和隐蔽性高血压,识别真性或假性顽固性高血压等。患者可通过佩戴动态血压计进行动态血压监测,通常佩戴在非优势臂上,持续24~25小时,以获得白天活动时和夜间睡眠时的血压值。医师指导患者动态血压测量方法及注意事项,设置定时测量,日间一般每15~30分钟测1次,夜间睡眠时30~60分钟测1次。袖带充气时,患者尽量保持安静,尤其佩带袖带的上肢。嘱咐患者提供日常活动的日记,除了服药时间,还包括饮食以及夜间睡眠的时间和质量。表2-3为不同血压测量方法对于高血压的参考定义。

表2-3 不同血压测量方法对于高血压的定义

分类	收缩压(mmHg)	舒张压(mmHg)
诊室血压	≥140	≥90
动态血压		
白昼血压	≥135	≥85
夜间血压	≥120	≥70
全天血压	≥130	≥80
家测血压	≥135	≥85

(二)心电图(ECG)

可诊断高血压患者是否合并左心室肥厚、左心房负荷过重以及心律失常等。心电图诊断左心室肥厚的敏感性不如超声心动图,但对评估预后有帮助。心电图提示有左心室肥厚的患者病死率较对照组增高2倍以上;左心室肥厚并伴有复极异常图形者心血管病死率和病残率更高。心电图上出现左心房负荷过重亦提示左心受累,还可作为左心室舒张顺应性降低的间接证据。

(三)X线胸片

心胸比率>0.5提示心脏受累,多由于左心室肥厚和扩大,胸片上可显示为靴型心。主动脉夹层、胸主动脉以及腹主动脉缩窄亦可从X线胸片中找到线索。

(四)超声心动图

超声心动图(UCG)能评估左右房室结构及心脏收缩舒张功能。更为可靠地诊断左心室肥厚,其敏感性较心电图高。测定计算所得的左心室质量指数

（LVMI），是一项反映左心室肥厚及其程度的较为准确的指标，与病理解剖的符合率和相关性好。如疑有颈动脉、股动脉、其他外周动脉和主动脉病变，应做血管超声检查；疑有肾脏疾病者，应做肾脏超声。

（五）脉搏波传导速度

大动脉变硬以及波反射现象已被确认为是单纯收缩性高血压和老龄化脉压增加的最重要病理生理影响因素。颈动脉-股动脉脉搏波传导速度（PWV）是检查主动脉僵硬度的"金标准"，主动脉僵硬对高血压患者中的致死性和非致死性心血管事件具有独立预测价值。

（六）踝肱指数

踝肱指数（ABI）可采用自动化设备或连续波多普勒超声和血压测量计测量。踝肱指数低（即≤0.9）可提示外周动脉疾病，是影响高血压患者心血管预后的重要因素。

八、治疗

（一）治疗目的

大量的临床研究证据表明，抗高血压治疗可降低高血压患者心脑血管事件，尤其在高危患者中获益更大。高血压患者发生心脑血管并发症往往与血压严重程度有密切关系，因此降压治疗应该确立控制的血压目标值，同时高血压患者合并的多种危险因素也需要给予综合干预措施降低心血管风险。高血压治疗的最终目的是降低高血压患者心、脑血管事件的发生率和病死率。

（二）治疗原则

（1）治疗前应全面评估患者的总体心血管风险，并在风险分层的基础上做出治疗决策。①低危患者：对患者进行数月的治疗性生活方式改变观察，测量血压不能达标者，决定是否开始药物治疗。②中危患者：进行数周治疗性生活方式的改变观察，然后决定是否开始药物治疗。③高危、很高危患者：立即开始对高血压及并存的危险因素和临床情况进行药物治疗。

（2）降压治疗应该确立控制的血压目标值，通常在＜60岁的一般人群中，包括糖尿病或慢性肾脏病合并高血压患者，血压控制目标值＜18.7/12.0 kPa（140/90 mmHg）；≥60岁人群中血压控制目标水平＜20.0/12.0 kPa（150/90 mmHg），80岁以下老年人如果能够耐受血压可进一步降至18.7/12.0 kPa（140/90 mmHg）以下。

(3)大多数患者需长期,甚至终身坚持治疗。所有的高血压患者都需要非药物治疗,在非药物治疗基础上若血压未达标可进一步药物治疗,大多数患者需要药物治疗才能达标。

(三)高血压治疗方法

1.非药物治疗

非药物治疗主要指治疗性生活方式干预,即去除不利于身体和心理健康的行为和习惯。它不仅可以预防或延迟高血压的发生,而且还可以降低血压,提高降压药物的疗效及患者依从性,从而降低心血管风险。

(1)限盐:钠盐可显著升高血压以及高血压的发病风险,所有高血压患者应尽可能减少钠盐的摄入量,建议摄盐<6 g/d。主要措施:尽可能减少烹调用盐;减少味精、酱油等含钠盐的调味品用量;少食或不食含钠盐量较高的各类加工食品。

(2)增加钙和钾盐的摄入:多食用蔬菜、低脂乳制品和可溶性纤维、全谷类及植物源性蛋白(减少饱和脂肪酸和胆固醇),同时也推荐摄入水果,因为其中含有大量钙及钾盐。

(3)控制体质量:超重和肥胖是导致血压升高的重要原因之一。最有效的减重措施是控制能量摄入和增加体力活动:在饮食方面要遵循平衡膳食的原则,控制高热量食物的摄入,适当控制主食用量;在运动方面,规律的、中等强度的有氧运动是控制体质量的有效方法。

(4)戒烟:吸烟可引起血压和心率的骤升,血浆儿茶酚胺和血压同步改变,以及压力感受器受损都与吸烟有关。长期吸烟还可导致血管内皮损害,显著增加高血压患者发生动脉粥样硬化性疾病的风险。因此,除了对血压值的影响外,吸烟还是一个动脉粥样硬化性心血管疾病重要危险因素,戒烟是预防心脑血管疾病(包括卒中、心肌梗死和外周血管疾病)有效措施;戒烟的益处十分肯定,而且任何年龄戒烟均能获益。

(5)限制饮酒:饮酒、血压水平和高血压患病率之间呈线性相关。长期大量饮酒可导致血压升高,限制饮酒量则可显著降低高血压的发病风险。每天乙醇摄入量男性不应超过 25 g;女性不应超过 15 g。不提倡高血压患者饮酒,饮酒则应少量:白酒、葡萄酒(或米酒)与啤酒的量分别少于 50 mL、100 mL、300 mL。

(6)体育锻炼:定期的体育锻炼可产生重要的治疗作用,可降低血压及改善糖代谢等。因此,建议进行规律的体育锻炼,即每周多于 4 天且每天至少 30 分

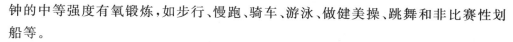

钟的中等强度有氧锻炼,如步行、慢跑、骑车、游泳、做健美操、跳舞和非比赛性划船等。

2.药物治疗

(1)常用降压药物的种类和作用特点:常用降压药物包括钙通道阻滞剂(CCB)、血管紧张素转换酶抑制剂(ACEI)、血管紧张素Ⅱ受体阻滞剂(ARB)、β受体阻滞剂及利尿剂5类,以及由上述药物组成的固定配比复方制剂。5类降压药物及其固定复方制剂均可作为降压治疗的初始用药或长期维持用药。

钙通道阻滞剂:主要包括二氢吡啶类及非二氢吡啶类,临床上常用于降压的CCB主要是二氢吡啶类。二氢吡啶类钙通道阻滞剂有明显的周围血管舒张作用,而对心脏自律性、传导或收缩性几乎没有影响。根据药物作用持续时间,该类药物又可分为短效和长效。长效包括长半衰期药物,如氨氯地平、左旋氨氯地平;脂溶性膜控型药物,如拉西地平和乐卡地平;缓释或控释制剂,如非洛地平缓释片、硝苯地平控释片。已发现该类药物对老年高血压患者卒中的预防特别有效,在延缓颈动脉粥样硬化和降低左心室肥厚方面优于β受体阻滞剂,但心动过速与心力衰竭患者应慎用。常见不良反应包括血管扩张导致头疼、面部潮红及脚踝部水肿等。非二氢吡啶类钙通道阻滞剂主要有维拉帕米和地尔硫草,主要影响心肌收缩和传导功能,不宜在心力衰竭、窦房结传导功能低下或心脏传导阻滞患者中使用,同样是有效的抗高血压药物,它们很少引起与血管扩张有关的不良反应,如潮红和踝部水肿。

血管紧张素转化酶抑制剂(ACEI):作用机制是抑制血管紧张素转化酶从而阻断肾素-血管紧张素系统发挥降压作用。尤其适用于伴慢性心力衰竭、冠状动脉缺血、糖尿病或非糖尿病肾病、蛋白尿或微量白蛋白尿患者。干咳是其中一个主要不良反应,可在中断ACEI数周后仍存在,可用ARB取代;皮疹、味觉异常和白细胞减少等罕见。肾功能不全或服用钾或保钾制剂的患者有可能发生高钾血症。禁忌证为双侧肾动脉狭窄、高钾血症及妊娠妇女等。

血管紧张素Ⅱ受体拮抗剂(ARB):作用机制是阻断血管紧张素Ⅱ(1型)与血管紧张素受体(AT₁)结合,发挥降压作用。尤其适用于应该接受ACEI,但通常因为干咳不能耐受的患者。禁忌证同ACEI。

β受体阻滞剂:该类药物可抑制过度激活的交感活性,尤其适用于伴快速性心律失常、冠心病(尤其是心肌梗死后)、慢性心力衰竭、交感神经活性增高以及高动力状态的高血压患者。常见的不良反应是疲乏,可能增加糖尿病发病率并常伴有脂代谢紊乱。β受体阻滞剂预防卒中的效果略差,可能归因于其降低中心收缩压和脉压能力较小。老年、慢性阻塞型肺疾病、运动员、周围血管病或糖耐量异常者慎用；高度心脏传导阻滞、哮喘为禁忌证，长期应用者突然停药可发生反跳现象。β_1 受体阻滞剂具有高心脏选择性，且脂类和糖类代谢紊乱较小及患者治疗依从性较好。

利尿剂：主要有噻嗪类利尿剂、襻利尿剂和保钾利尿剂等。起始降压均通过增加尿钠的排泄，并通过降低血浆容量、细胞外液容量和心排血量而发挥降压作用。低剂量的噻嗪类利尿剂对于大多数高血压患者应是药物治疗的初始选择之一。噻嗪类利尿剂常和保钾利尿剂联用，保钾利尿剂中醛固酮受体拮抗剂是比较理想的选择，后者主要用于原发性醛固酮增多症、难治性高血压。襻利尿剂用于肾功能不全或难治性高血压患者，其不良反应与剂量密切相关，故通常应采用小剂量。此外，噻嗪类利尿剂可引起尿酸升高，痛风及高尿酸血症患者慎用。

其他类型降压药物：包括交感神经抑制剂，如利血平、可乐定；直接血管扩张剂，如肼屈嗪；α_1 受体阻滞剂，如哌唑嗪、特拉唑嗪；中药制剂等。这些药物一般情况下不作为降压治疗的首选，但在某些复方制剂或特殊情况下可以使用。

（2）降压药物选择：应根据药物作用机制及适应证，并结合患者具体情况选药。推荐参照以下原则对降压药物进行优先考虑。①一般人群（包括糖尿病患者）：初始降压治疗可选择噻嗪类利尿剂、CCB、ACEI 或 ARB。②一般黑人（包括糖尿病患者）：初始降压治疗包括噻嗪类利尿剂或 CCB。③≥18 岁的慢性肾脏疾病患者（无论其人种以及是否伴糖尿病）：初始（或增加）降压治疗应包括 ACEI 或 ARB，以改善肾脏预后。④高血压合并稳定性心绞痛患者：首选 β 受体阻滞剂，也可选用长效 CCB；急性冠脉综合征的患者，应优先使用 β 受体阻滞剂和 ACEI；陈旧性心肌梗死患者，推荐使用 ACEI、β 受体阻滞剂和醛固酮拮抗剂。⑤无症状但有心功能不全的患者：建议使用 ACEI 和 β 受体阻滞剂。

（3）药物选择方法及联合用药推荐。药物滴定方法：以下 3 种药物治疗策略均可考虑。①在初始治疗高血压时，先选用一种降压药物，逐渐增加至最大剂量，如果血压仍不能达标则加用第二种药物。②在初始治疗高血压时，先选用一种降压药物，血压不达标时不增加该种降压药物的剂量，而是联合应用第 2 种降压药物。③若基线血压≥21.3/14.7 kPa（160/100 mmHg），或患者血压超过目标 2.7/1.3 kPa（20/10 mmHg），可直接启用两种药物联合治疗（自由处方联合或单片固定剂量复方制剂）。

若经上述治疗血压未能达标,应指导患者继续强化生活方式改善,同时视患者情况尝试增加药物剂量或种类(仅限于噻嗪类利尿剂、ACEI、ARB 和 CCB 4 种药物,但不建议 ACEI 与 ARB 联合应用)。经上述调整血压仍不达标时,可考虑增加其他药物(如 β 受体阻滞剂、醛固酮受体拮抗剂等)。

联合用药的意义:采用单一药物的明显优点是能够将疗效和不良反应都归因于那种药物。但任何两类高血压药物的联用可增加血压的降低幅度,并远大于增加一种药物剂量所降压的幅度。初始联合疗法的优点是,对血压值较高的患者实现目标血压的可能性更大,以及因多种治疗改变而影响患者依从性的可能性较低,其他优点包括不同种类的药物间具有生理学和药理学的协同作用,不仅有较大的血压降幅,还可能不良反应更少,并且可能提供大于单一药物所提供的益处。

利尿剂加 ACEI 或 ARB:长期使用利尿剂会可能导致交感神经系统及 RAAS 激活,联合使用 ACEI 或 ARB 后可抵消这种不良反应,增强降压效果。此外,ACEI 和 ARB 由于可使血钾水平稍上升,从而能防止利尿剂长期应用所致的电解质紊乱,尤其低血钾等不良反应。

CCB 加 ACEI 或 ARB:前者具有直接扩张动脉的作用,后者通过阻断 RAAS 和降低交感活性,既扩张动脉,又扩张静脉,故两药在扩张血管上有协调降压作用;二氢吡啶类 CCB 常见产生的踝部水肿可被 ACEI 或 ARB 消除;两药在心肾和血管保护,在抗增殖和减少蛋白尿上亦有协同作用。此外,ACEI 或 ARB 可阻断 CCB 所致反射性交感神经张力增加和心率加快的不良反应。

CCB 加 β 受体阻滞剂:前者具有扩张血管和轻度增加心排血量作用,正好抵消 β 受体阻滞剂的缩血管及降低心排血量作用;两药对心率的相反作用可使患者心率不受影响。不推荐两种 RAAS 拮抗剂的联合使用。

第二节 继发性高血压

继发性高血压是病因明确的高血压,当查出病因并有效去除或控制病因后,作为继发症状的高血压可被治愈或明显缓解。其在高血压人群中占 5%～10%。临床常见病因为肾性、内分泌性、主动脉缩窄、阻塞性睡眠呼吸暂停低通气综合征及药物性等,由于精神心理问题而引发的高血压也时常可以见到。提高对继发性高血压的认识,及时明确病因并积极针对病因治疗将会大大降低因高血压及并发症造成的高致死及致残率。

一、肾性高血压

(一)肾实质性

肾实质性疾病是继发性高血压常见的病因,占 2%～5%。由于慢性肾小球肾炎已不太常见,高血压性肾硬化和糖尿病肾病已成为慢性肾病中最常见的原因。病因为原发或继发性肾脏实质病变,是最常见的继发性高血压之一。常见的肾脏实质性疾病包括急慢性肾小球肾炎、多囊肾、慢性肾小管间质病变、痛风性肾病、糖尿病肾病及狼疮性肾炎等;也少见于遗传性肾脏疾病(Liddle 综合征)、肾脏肿瘤等。

临床有时鉴别肾实质性高血压与高血压引起的肾脏损害较为困难。一般情况下,前者肾脏病变的发生常先于高血压或与其同时出现,血压水平较高且较难控制,易进展为恶性高血压,蛋白尿/血尿发生早、程度重、肾脏功能受损明显。常用的实验室检查:血尿常规、血电解质、肌酐、尿酸、血糖、血脂的测定,24 小时尿蛋白定量或尿白蛋白/肌酐比值、12 小时尿沉渣检查;肾脏 B 超了解肾脏大小、形态及有无肿瘤,如发现肾脏体积及形态异常,或发现肿物,则需进一步做肾脏计算机断层/磁共振以确诊并查病因;必要时应在有条件的医院行肾脏穿刺及病理学检查,这是诊断肾实质性疾病的"金标准"。

肾实质性高血压应低盐饮食(<6 g/d);大量蛋白尿及肾功能不全者,宜选择摄入高生物效价蛋白;在针对原发病进行有效的治疗同时,积极控制血压在 $<18.7/12.0$ kPa(140/90 mmHg),有蛋白尿的患者应首选 ACEI 或 ARB 作为降压药物,必要时联合其他药物。透析及肾移植用于终末期肾病。

(二)肾血管性

肾血管性高血压是继发性高血压最常见的病因。引起肾动脉狭窄的主要原因包括动脉粥样硬化(90%),主要是出现了其他系统性动脉硬化相关临床症状的老年患者;肌纤维发育不良(不到 10%)(图 2-2),主要是健康状况较好的年轻女性,常有吸烟史;还有比较少见的多发性大动脉炎。单侧肾动脉狭窄时,患侧肾分泌肾素,激活 RAAS,导致水钠潴留。另外,健侧肾高灌注,产生压力性利尿,进一步导致 RAAS 激活,形成肾素依赖性高血压的恶性循环。双侧肾动脉狭窄时,同样存在 RAAS 激活,但无压力性利尿,因而血容量扩张使得肾素分泌抑制,因此产生容量依赖性高血压。当血容量减少时,容量依赖性高血压可再转变为肾素依赖性高血压,比如使用利尿剂治疗后容量减少,肾素再次分泌增多,可导致利尿剂抵抗性高血压。

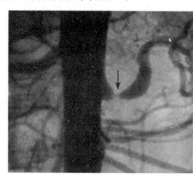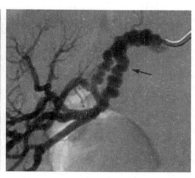

图 2-2 肾血管狭窄

左侧为动脉粥样硬化(箭头所示);右侧为肌纤维发育不良(箭头所示)

以下临床证据有助于肾血管性高血压的诊断:所有需要住院治疗的急性高血压;反复发作的"瞬时"肺水肿;腹部或肋脊角处闻及血管杂音;血压长期控制良好的高血压患者病情在近期加重;年轻患者或 50 岁以后出现的恶性高血压;不明原因低钾血症;使用 ACEI 或 ARB 类药物后产生的急进性肾衰竭;左右肾脏大小不等;全身性动脉粥样硬化疾病。

彩色多普勒超声检查是一种无创检查,为诊断肾动脉狭窄的首选方法。造影剂增强性计算机断层 X 线照相术(CTA)以及磁共振血管造影(MRA)亦常用于肾动脉狭窄的检查。肌纤维发育异常产生的肾动脉狭窄往往会在肾动脉中部形成一个"串珠样"改变;而动脉硬化导致的肾动脉狭窄其病变一般在动脉近端,且不连续。侵入性肾血管造影是肾动脉狭窄诊断的"金标准"。

治疗方法包括药物治疗、介入治疗和手术治疗,应根据病因来选择。肌纤维发育不良性肾动脉狭窄常选用球囊血管成形术(PTCA),总体来说预后较好。对于动脉硬化性肾动脉狭窄来说,控制血压及相关动脉硬化危险因素是首选治疗手段,推荐 AECI/ARB 作为首选,但双侧肾动脉狭窄,肾功能已受损或非狭窄侧肾功能较差者禁用,此外,CCB、β 受体阻滞剂以及噻嗪类利尿剂等也能用于治疗。目前,进行球囊血管成形术的指征仅包括真性药物抵抗性高血压以及进行性肾衰竭(缺血性肾病)。大多数动脉硬化造成的肾血管损伤并不会导致高血压或进行性肾衰竭,而肾脏血运重建(球囊血管成形术或支架术)对于多数患者来说并无益处,反而存在一些潜在的并发症风险。

二、内分泌性高血压

内分泌组织增生或肿瘤所致的多种内分泌疾病,由于其相应激素如醛固酮、儿茶酚胺及皮质醇等分泌过度增多,导致机体血流动力学改变而使血压升高。这种由内分泌激素分泌增多而致的高血压称为内分泌性高血压,也是较常见的继发性高血压,如能切除肿瘤,去除病因,高血压可被治愈或缓解。临床常见继发性高血压如下(表 2-4)。

表 2-4　常见内分泌性高血压鉴别

病因	病史	查体	实验室检查	筛查	确诊试验
库欣综合征	快速的体质量增加,多尿、多饮、心理障碍	典型的身体特征:向心性肥胖、满月脸、水牛背、多毛症、紫纹	高胆固醇血症、高血糖	24 小时尿游离皮质醇	小剂量地塞米松抑制试验
嗜铬细胞瘤	阵发性高血压或持续性高血压,头痛、出汗、心悸和面色苍白,嗜铬细胞瘤的阳性家族史	多发性纤维瘤,可出现皮肤红斑	偶然发现肾上腺肿块	尿分离测量肾上腺素类物质或血浆游离肾上腺类物质	腹、盆部 CT 和 MRI、[123] I 标记的间碘苄胍,突变基因筛查
原发性醛固酮增多症	肌无力,有早发性高血压和早发脑血管事件(＜40 岁)的家族史	心律失常(严重低钾血症时发生)	低钾血症(自发或利尿剂引起),偶然发现的肾上腺肿块	醛固酮/肾素比(纠正低钾血症、停用影响 RAA 系统的药物)	定性实验(盐负荷实验、地塞米松抑制试验),肾上腺 CT,肾上腺静脉取血

(一)原发性醛固酮增多症

原发性醛固酮增多症(PHA),通常简称原醛症,是由于肾上腺自主分泌过多醛固酮,而导致水钠潴留、高血压、低血钾和血浆肾素活性受抑制的临床综合征,常见原因是肾上腺腺瘤、单侧或双侧肾上腺增生,少见原因为腺癌和糖皮质激素可调节性醛固酮增多症。近年的报告显示该病在高血压中占 5％～15％,在难治性高血压中接近 20％。

诊断原发性醛固酮增多症的步骤分 3 步:筛查、盐负荷试验及肾上腺静脉取血(图 2-3)。筛查包括测量血浆肾素和醛固酮水平。尽管用醛固酮/肾素比率测定法来筛选所有高血压患者的前景乐观,但这种方法的应用还是有很多局限性,比率升高完全可能仅由低肾素引起。阳性结果应该基于血浆醛固酮水平升高(>15 ng/dL)和被抑制的低肾素水平。因此,筛查仅被推荐用于以下高度可能患有原发性醛固酮增多症的高血压患者:①没有原因的难以解释的低血钾;②由利尿剂引发的严重的低钾血症,但对保钾药有抵抗;③有原发性醛固酮增多症的家族史;④对合适的治疗有抵抗,而这种抵抗又难以解释;⑤高血压患者中偶然发现的肾上腺腺瘤。

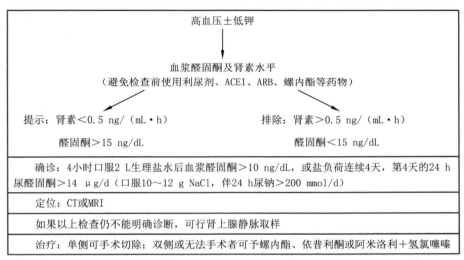

图 2-3　原发性醛固酮增多症患者的诊断及治疗流程

如果需检测血浆醛固酮和肾素水平的话,无论是口服还是静脉都应进行盐抑制试验以明确自主性醛固酮增多症。如果存在,则应行肾上腺静脉取样,区分单侧性的腺瘤和双侧增生,并确定需经腹腔镜手术切除的腺体。CT 或 MRI 影像学可以帮助鉴别肾上腺腺瘤和双侧肾上腺增生症(图 2-4)。

一旦诊断原发性醛固酮增多症并确立病理类型,治疗方法的选择就相当明确:单发腺瘤应通过腹腔镜行肿瘤切除术;双侧肾上腺增生的患者可予以醛固酮受体拮抗剂治疗,螺内酯或依普利酮,必要时还可给予噻嗪类利尿剂和其他降压药。腺瘤切除后,约有半数患者血压会恢复正常,而另一些尽管有所改善但仍是高血压状态,这可能与原来就存在的原发性高血压或长期继发性高血压损害引起的肾脏病变有关。

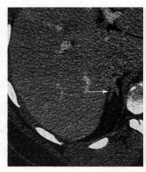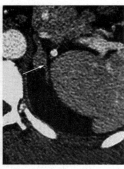

图 2-4　CT 提示的肾上腺肿块

CT 显示的左肾上腺肿块(右侧图片箭头处)与右侧肾上腺对比(左侧图片箭头处)

(二)库欣综合征

库欣综合征又称皮质醇增多症,是由于多种病因引起肾上腺皮质长期分泌过量皮质醇所产生的一组综合征(表 2-5)。80％的库欣综合征患者均有高血压,如不治疗,可引起左心室肥厚和充血性心力衰竭等,其存在时间越长,即使病因去除后血压恢复正常的可能性也越小。

表 2-5　库欣综合征的病因分类及相对患病率

病因分类	患病率
一、内源性库欣综合征	
1.ACTH 依赖性库欣综合征	
垂体性库欣综合征(库欣病)	60％～70％
异位 ACTH 综合征	15％～20％
异位 CRH 综合征	罕见
2.ACTH 非依赖性库欣综合征	
肾上腺皮质腺瘤	10％～20％
肾上腺皮质腺癌	2％～3％
ACTH 非依赖性大结节增生	2％～3％
原发性色素结节性肾上腺病	罕见
二、外源性库欣综合征	
1.假库欣综合征	
大量饮酒	
抑郁症	
肥胖症	
2.药物源性库欣综合征	

注:ACTH,促肾上腺皮质激素;CRH:促皮质素释放激素。

推荐对以下人群进行库欣综合征的筛查：①年轻患者出现骨质疏松、高血压等与年龄不相称的临床表现；②具有库欣综合征的临床表现，且进行性加重，特别是有典型的症状如肌病、多血质、紫纹、瘀斑和皮肤变薄的患者；③体质量增加而身高百分位下降，生长停滞的肥胖儿童；④肾上腺意外瘤患者。如果临床特点符合，则通过测定 24 小时尿游离皮质醇或血清皮质醇昼夜节律检测进行筛查。当初步检测结果异常时，则应行小剂量地塞米松抑制试验进行确诊。当存在有异常筛查结果时，多数学者建议行另一项额外的大剂量地塞米松抑制试验，即每 6 小时口服 2 mg 地塞米松共服 2 天，然后测定尿液中游离皮质醇和血浆皮质醇水平。如果库欣综合征是由垂体 ACTH 过度分泌所致双侧肾上腺增生，那么尿游离皮质醇与对照组 2 mg 剂量相对比将被抑制到 50% 以下，而异位 ACTH 综合征对此负反馈机制不敏感。血浆 ACTH 测定有助于区分 ACTH 依赖性和 ACTH 非依赖性库欣综合征。肾上腺影像学包括 B 超、CT、MRI 检查。推荐首选双侧肾上腺 CT 薄层（2～3 mm）增强扫描。对促皮质激素释放激素的反应以及岩下窦取血可用来确定库欣综合征的垂体病因。治疗主要采用手术、放疗及药物方法治疗基础疾病，降压治疗可采用利尿剂或与其他降压药物联用。

（三）嗜铬细胞瘤

嗜铬细胞瘤是一种少见的由肾上腺嗜铬细胞组成的分泌儿茶酚胺的肿瘤，副神经节瘤是更加罕见的发生于交感神经和迷走神经神经节细胞的一种肾上腺外肿瘤。在临床上，嗜铬细胞瘤泛指分泌儿茶酚胺的肿瘤，包括了肾上腺嗜铬细胞瘤和功能性的肾上腺外的副神经节瘤。嗜铬细胞瘤大部分是良性肿瘤。嗜铬细胞瘤可发生在所有年龄段，主要沿交感神经链分布，较少发生在迷走区域。约 15% 的嗜铬细胞瘤是肾上腺外的，即副神经节瘤。

剧烈的血压波动以及发作性的临床症状，常提示嗜铬细胞瘤的可能。然而在 50% 的患者中，高血压可能是持续性的。高血压可能合并头痛、出汗、心悸等症状。在以分泌肾上腺素为主的嗜铬细胞瘤患者中，由于血容量的下降和交感反射减弱易发生直立性低血压。如果在弯腰、运动、腹部触诊、吸烟或深吸气时引起血压反复骤升并在数分钟内骤降，应高度怀疑嗜铬细胞瘤。在发作期间可测定血或尿儿茶酚胺或血、尿间羟肾上腺素类似物，主要包括血浆甲氧基肾上腺素、血浆甲氧基去甲肾上腺素和尿甲氧基肾上腺素、尿甲氧基去甲肾上腺素。应用 CT 或 MRI 进行肿瘤定位。

嗜铬细胞瘤多数为良性肿瘤，约 10% 的嗜铬细胞瘤为恶性。手术切除效果较好，手术前应使用 α 受体拮抗剂，手术后血压多能恢复正常。手术前或恶性病变已多处转移无法手术者,可选用 α 和 β 受体拮抗剂联合治疗。

三、主动脉缩窄

主动脉缩窄多数为先天性,少数由多发性大动脉炎所致。先天性主动脉缩窄可发生在胸主动脉或腹主动脉,常起源于左锁骨下动脉起始段远端或动脉导管韧带的远端。主动脉缩窄的典型特征有上臂高血压、股动脉搏动微弱或消失、背部有响亮杂音。二维超声可检测到病变,诊断需依靠主动脉造影(图 2-5)。治疗主要为介入扩张支架置入或血管手术。病变纠正后患者可能仍然有高血压,应该仔细监测并治疗。

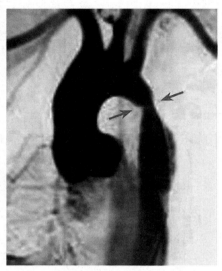

图 2-5　主动脉造影提示降主动脉缩窄

降主动脉缩窄(箭头示)

四、妊娠期高血压

妊娠合并高血压的患病率占孕妇的 5%～10%,妊娠合并高血压分为慢性高血压、妊娠期高血压和先兆子痫/子痫 3 类。慢性高血压指的是妊娠前即证实存在或在妊娠的前 20 周即出现的高血压;妊娠期高血压为妊娠 20 周以后发生的高血压,不伴有明显蛋白尿,妊娠结束后血压可以恢复正常;先兆子痫定义为发生在妊娠 20 周后首次出现高血压和蛋白尿,常伴有水肿与高尿酸血症,可分为轻、重度,如出现抽搐可诊断为子痫。对于妊娠期高血压,非药物措施(限盐、富钾饮食、适当活动、情绪放松)是安全有效的,应作为药物治疗的基础。由于所有降压药物对胎儿的安全性均缺乏严格的临床验证,而且动物试验中发现一些药物具有致畸作用,因此,药物选择和应用受到限制。妊娠期间的降压用药不宜过于积极,治疗的主要目的是保证母子安全和妊娠的顺利进行。必要时谨慎使用降压药,常用的静脉降压药物有甲基多巴、拉贝洛尔和硫酸镁等;口服药物包括β受体阻滞剂或钙通道阻滞剂。妊娠期间禁用 ACEI 或 ARB。

五、神经源性高血压

神经系统与血压调控密切相关。多种中枢和周围神经系统病变可以导致高血压。其机制主要与颅内压增高使血管舒缩中心的交感神经系统冲动增加及自主神经功能障碍有关。当今世界,社会压力大,精神心理疾病患病率大大提高,而精神心理异常可通过多种渠道导致血压升高,成为双心医学探讨的主要内容。

(一)颅内压增高与高血压

正常成人颅腔是由颅底骨和颅盖骨组成的腔体,有容纳和保护其内容物的作用。除了出入颅腔的血管系统(特别是颈静脉)及颅底孔(特别是枕骨大孔)与颅外相通外,可以把颅腔看作一个完全密闭的容器,而且由于组成颅腔的颅骨坚硬而不能扩张,所以每个人的颅腔容积是恒定的。

1.病因

(1)脑血管疾病:包括脑出血、SAH、大面积脑血栓形成、脑栓塞和颅内静脉窦血栓形成等。

(2)颅内感染性疾病:如病毒、细菌、结核、真菌等引起的脑膜炎、脑炎、脑脓肿等。

(3)颅脑损伤:如脑挫裂伤、颅内血肿、手术创伤、广泛性颅骨骨折、颅脑火器伤、外伤性 SAH 等。

(4)颅内占位性病变:包括各种癌瘤、脓肿、血肿、肉芽肿、囊肿、脑寄生虫等。

(5)各种原因引起的交通性和非交通性脑积水。

(6)各种原因引起的缺血缺氧代谢性脑病:如呼吸道梗阻、窒息、心搏骤停、肝性脑病、酸中毒、一氧化碳中毒、铅中毒、急性水中毒和低血糖等。

(7)未得到有效控制的癫痫持续状态。

(8)良性颅内压增高。

(9)先天性异常:如导水管的发育畸形、颅底凹陷和先天性小脑扁桃体下疝畸形等,可以造成脑脊液回流受阻,从而继发脑积水和颅内压增高狭颅症,由于颅腔狭小,限制了脑的正常发育,也常发生颅内压增高。

2.临床表现

(1)头痛:是因为颅内有痛觉的组织(如脑膜、血管和神经)受到压力的牵张所引起。颅内压增高引起的头痛的特点:头痛常是持续性的,伴有阵发性的加剧,常因咳嗽或打喷嚏等用力动作而加重。头痛的部位以额、颞、枕部明显;头痛的性质呈胀痛或搏动性疼痛;急性颅内压增高的患者,头痛常非常剧烈,伴烦躁不安,并常进入昏迷状态。儿童及老年人的头痛相对较成年人为少。

(2)呕吐:呕吐是头痛的伴发症状,典型表现为喷射性呕吐,一般与饮食无关,但较易发生于进食后,因此患者常常拒食,可导致失水和体质量锐减。也可见非喷射性呕吐。恶心、呕吐可因肿瘤直接压迫迷走神经核或第四脑室底部而引起。有人认为是因为迷走神经核团或其神经根受到刺激所引起。脑干肿瘤起源于迷走神经核团附近者,呕吐有时是其早期唯一的症状,可造成诊断上的困难,有时可误诊为"功能性呕吐"。

(3)视盘水肿:视盘水肿是颅内压增高的特征性体征之一。它是因颅内压增高使眼底静脉回流受阻所致。与颅内压增高发生发展的时间、速度和程度有关。颅内压增高早期或急性颅内压增高时,视盘水肿可不明显,对视力影响不大。而慢性颅内压增高的患者,70%以上均有视盘水肿,如视盘边界模糊,生理凹陷不清,静脉充盈、迂曲,视盘周围火焰状出血等。此时,视力减退。随着视盘水肿的加重,可继发视神经萎缩,常伴不可逆视力减退甚至失明。

(4)意识障碍:意识障碍的病理解剖学基础是颅内压增高导致的全脑严重缺血缺氧和脑干网状结构功能受累。患者可呈谵妄、呆木、昏沉甚至昏迷。

(5)库欣反应:是指在严重颅内压增高时出现的血压上升、心率缓慢和呼吸减慢等现象。其结果是确保一定的脑灌注压,使肺泡 O_2 和 CO_2 充分交换,增加脑供氧,是机体总动员和积极代偿的表现。

(6)复视:因展神经在颅底走行较长,极易受到颅内压增高的损伤,出现单侧或双侧展神经麻痹,早期表现为复视。颅内压增高持续较久的病例,眼球外展受限,甚至使眼球完全内斜。

(7)抽搐及去大脑强直:抽搐及去大脑强直多系脑干受压所致,表现为突然意识丧失、四肢强直、颈和背部后屈,呈角弓反张状。

(8)视野缺损:后颅窝病变引起的脑室积水,第三脑室扩大压迫视交叉后部并引起蝶鞍的扩大所致。常可误诊为垂体瘤。

(9)脑疝的表现:颅内压升高到一定程度,部分脑组织发生移位,挤入硬脑膜的裂隙或枕骨大孔,压迫附近的神经、血管和脑干,产生一系列症状和体征。幕上的脑组织(颞叶的海马回、钩回)通过小脑幕切迹被挤向幕下,称为小脑幕切迹疝或颞叶钩回疝或海马沟回疝。幕下的小脑扁桃体及延髓经枕骨大孔被挤向椎管内,称为枕骨大孔疝或小脑扁桃体疝。一侧大脑半球的扣带回经镰下孔被挤入对侧分腔,称为大脑镰下疝或扣带回疝。

小脑幕切迹疝(颞叶钩回疝):同侧动眼神经麻痹,表现为眼睑下垂,瞳孔扩大,对光反射迟钝或消失,不同程度的意识障碍,生命体征变化,对侧肢体瘫痪和出现病理反射。小脑幕切迹疝的临床表现:①颅内压增高,表现为头痛加重,呕吐频繁,躁动不安,提示病情加重。②意识障碍,患者逐渐出现意识障碍,由嗜睡、朦胧到浅昏迷、昏迷,对外界的刺激反应迟钝或消失,是脑干网状结构上行激活系统受累的结果。③瞳孔变化,最初可有时间短暂的患侧瞳孔缩小,但多不易被发现;以后该侧瞳孔逐渐散大,对光发射迟钝、消失,说明动眼神经背侧部的副交感神经纤维已受损;晚期则双侧瞳孔散大,对光反射消失,眼球固定不动。④锥体束征,由于患侧大脑脚受压,出现对侧肢体力弱或瘫痪,肌张力增高,腱反射亢进,病理反射阳性;有时由于脑干被推向对侧,使对侧大脑脚与小脑幕游离缘相挤,造成脑疝同侧的锥体束征,需注意分析,以免导致病变定侧的错误。⑤生命体征改变,表现为血压升高,脉缓有力,呼吸深慢,体温上升;到晚期,生命中枢逐渐衰竭,出现潮式或叹息样呼吸,脉频弱,血压和体温下降;最后呼吸停止,继而心跳亦停止。

枕骨大孔疝(小脑扁桃体疝)。①枕下疼痛、项强或强迫头位:疝出组织压迫颈上部神经根,或因枕骨大孔区脑膜或血管壁的敏感神经末梢受牵拉,可引起枕下疼痛,为避免延髓受压加重,机体发生保护性或反射性颈肌痉挛,患者头部维持在适当位置。②颅内压增高:表现为头痛剧烈,呕吐频繁,慢性脑疝患者多有视神经盘水肿。③后组脑神经受累:由于脑干下移,后组脑神经受牵拉,或因脑干受压,出现眩晕、听力减退等症状。④生命体征改变:慢性疝出者生命体征变化不明显;急性疝出者生命体征改变显著,迅速发生呼吸和循环障碍,先呼吸减慢,脉搏细速,血压下降,很快出现潮式呼吸和呼吸停止,如不采取措施,不久心跳也停止。与小脑幕切迹疝相比枕骨大孔疝的特点:生命体征变化出现较早,瞳孔改变和意识障碍出现较晚。

大脑镰下疝:引起病侧大脑半球内侧面受压部的脑组织软化坏死,出现对侧下肢轻瘫、排尿障碍等症状。一般活体不易诊断。

(10)与颅内原发病变相关的症状体征:主要是与病变部位相关的神经功能刺激症状或局灶体征,如癫痫、失语、智能障碍、运动障碍、感觉障碍和自主神经功能障碍等。

(11)心血管舒缩中枢障碍症状体征:可表现为血压忽高忽低,最高可在

29.3/18.7 kPa(220/140 mmHg)以上,最低在 12.0/8.0 kPa(90/60 mmHg)以下;伴心动过速、心动过缓或心律不齐。心率或心律、血压具有波动幅度大、不稳定及对药物干预敏感等特点。

(12)与血压增高相关的症状体征:头痛、头晕、心悸、气短、耳鸣、乏力等,甚至出现高血压所致的心、脑、肾、眼等靶器官损害的表现。

3.治疗

颅内原发疾病的治疗是解除颅内压增高所致高血压的根本,而降低颅压治疗是降低血压的直接手段,如手术清除颅内血肿、脓肿、肉芽肿、肿瘤等颅内占位病变;脑室穿刺引流或脑脊液分流,改善脑脊液循环;脑静脉血栓局部溶栓,促进脑静脉回流等。多数情况下,随着颅内压的下降,血压恢复或接近正常。所以对血压的调控应持谨慎的态度,不能盲目地予以降压药物干预。降颅内压治疗应当是一个平衡的、逐步的过程。从简单的措施开始,降颅内压治疗需同步监测颅内压和血压,以维持脑灌注压>9.3 kPa(70 mmHg)。具体措施如下。

(1)抬高头位:床头抬高 30°,可减少脑血流量,增加颈静脉回流,降低脑静脉压和颅内压,且安全有效。理想的头位角度应依据患者 ICP 监测的个体反应而定,枕部过高或颈部过紧可导致 ICP 增加,应予以避免。

(2)止痛和镇静:当颅内压顺应性降低时,躁动、对抗束缚、行气管插管或其他侵入性操作等均可使胸腔内压和颈静脉压增高,颅内压增高;另焦虑或恐惧使交感神经系统功能亢进,导致心动过速,血压增高,脑代谢率增高,脑血流增加,颅内压增高。因此,积极进行镇静治疗尤为重要。胃肠外镇静剂有抑制呼吸和降低血压的危险,所以必须先行气管插管和动脉血压监测,然后再用药。异丙酚是一种理想的静脉注射镇静药,其半衰期很短,且不影响患者的神经系统临床评估,还有抗癫痫及清除自由基作用,通常剂量为 0.3～4 mg/(kg·h)。应避免使用麻痹性神经肌肉阻滞剂,因其影响神经系统功能的正确评估。

(3)补液:颅内压增高患者只能输注等渗液如 0.9%生理盐水,禁用低渗液如 5%右旋糖酐或 0.45%盐水。应积极纠正机体低渗状态(<280 mOsm/L),轻度高渗状态(>300 mOsm/L)对病情是有利的。脑灌注压(CPP)降低可使颅内压(ICP)反射性增加,可输注等渗液纠正低血容量。不应使用 5%或 10%葡萄糖溶液,禁忌使用 50%高渗葡萄糖溶液。因为会增加脑组织内乳酸堆积,加重脑水肿和神经元损害。当然,临床医师应根据患者血糖和血浆电解质含量动态监测及时调整补液种类和补液量。

(4)降颅内压。①渗透性利尿剂:如甘露醇、甘油、高渗盐水等;②人血白蛋白:应用人血白蛋白可明显地增加血浆胶体渗透压,使组织间水分向血管中转移,从而减轻脑水肿,降低颅内压,尤其适用于血容量不足、低蛋白血症的颅内高压、脑水肿患者;③髓襻利尿剂:主要为呋塞米,作用于髓襻升支髓质部腔面的细胞膜,抑制 Na^+ 和 Cl^- 重吸收;④糖皮质激素:主要是利用糖皮质激素具有稳定膜结构的作用减少了因自由基引发的脂质过氧化反应,从而降低脑血管通透性、恢复血管屏障功能、增加损伤区血流量及改善 Na^+-K^+-ATP 酶的功能,使脑水肿得到改善。

(5)巴比妥类药物:巴比妥类药物具有收缩脑血管、降低脑代谢率、抑制脑脊液分泌、降低脑耗氧量和脑血流量及抑制自由基介导的脂质过氧化作用。大剂量巴比妥可使颅内压降低。临床试验证实,输入戊巴比妥负荷剂量 5～20 mg/kg,维持量 1～4 mg/(kg·h),可改善难治性颅内压增高。美国和欧洲脑卒中治疗指南推荐可用大剂量巴比妥类药物治疗顽固性高颅内压,但心血管疾病患者不宜使用。

(6)过度通气:过度换气可使肺泡和血中的二氧化碳分压降低,导致低碳酸血症,低碳酸血症使脑阻力血管收缩和脑血流减少,从而缩小脑容积和降低颅内压。也有认为是增加呼吸的负压使中心静脉压下降,脑静脉血易于回流至心脏。因而使脑血容量减少。但当 $PaCO_2$ 低于 4.0 kPa(30 mmHg)时,会引起脑血管痉挛,导致脑缺血缺氧,加重颅内高压。以往认为采用短时程(<24 小时)轻度过度通气[$PaCO_2$ 4.0～4.7 kPa(30～35 mmHg)],这样不但可以降低颅内压,而且不会导致和加重脑缺血。近年来随着脑组织氧含量直接测定技术的问世,研究发现短时程轻度过度通气亦不能提高脑组织氧含量,相反会降低脑组织氧含量。所以,国内外学者已不主张采用任何形式过度通气治疗颅内高压,而采用正常辅助呼吸,维持动脉血 $PaCO_2$ 在正常范围为宜。

(7)亚低温治疗:动物实验证实,温度升高使脑的氧代谢率增加,脑血流量增加,颅内压增高,尤其是缺血缺氧性损伤恶化。通常每降低 1 ℃,脑耗氧量与血流量即下降 6.7%,有资料表明当体温降至 30 ℃时,脑耗氧量为正常时的 50%～55%,脑脊液压力较降温前低 56%。因此,首先应对体温增高的患者进行降温治疗(应用对乙酰氨基酚、降温毯、吲哚美辛等)。近年来,随着现代重症监护技术的发展,亚低温降颅内压治疗的研究发展很快。无论是一般性颅内压增高还是难治性颅内压增高,亚低温治疗都是有效的,且全身降温比孤立的头部降温更有效。降温深度依病情而定,以 32～34 ℃为宜,过高达不到降温目的,过低有发生心室纤颤的危险。降温过程中切忌发生寒战、冻伤及水电解质失调,一般持续

3～5天即可停止物理降温,使患者自然复温,逐渐减少用药乃至停药。在欧洲、美国、日本等国家已推广使用。但由于亚低温治疗需要使用肌松剂和持续使用呼吸机,目前国内中小医院尚难以开展此项技术。

(8)减少脑脊液:以迅速降低颅内压,缓解病情。也是常用的颅脑手术前的辅助性抢救措施之一。①脑脊液外引流:是抢救脑疝危象患者的重要措施。控制性持续性闭式脑室引流,既可使脑脊液缓慢流出以将颅内压控制在正常范围,从而避免突然压力下降而导致脑室塌陷、小脑上疝、脑充血、脑水肿加重或颅内压动力学平衡的失调,而且有利于保持引流的通畅。关闭式引流有利于预防感染。②脑脊液分流术:不论何种原因引起的阻塞性或交通性脑积水,凡不能除去病因者均可行脑脊液分流术。根据阻塞的不同部位,可使脑脊液绕过阻塞处到达大脑表面,再经过蛛网膜颗粒吸收,以达到降低颅内压的目的。或将脑脊液引流到右心房或腹腔等部位而被吸收。若分流术成功,效果是比较肯定的。常用的脑脊液分流方法有侧脑室-枕大池分流术、侧脑室-右心房分流术、侧脑室-腹腔引流术、腰椎蛛网膜下腔-腹腔分流术。目前临床最常用的是侧脑室-腹腔引流术。③乙酰唑胺:一种碳酸酐酶抑制剂,它能使脑脊液产生减少 50%,从而降低颅内压。常用剂量是每次 0.25 g,每天 3 次。

(9)颅内占位病变:如肿瘤、脑脓肿等颅内占位性病变应手术切除,若不能切除可考虑脑室引流或行颅骨切开去骨瓣减压,可迅速降低颅内压。有学者认为,通过各种降颅内压措施,如脱水、过度换气、巴比妥昏迷、亚低温等治疗不能控制的颅内高压,应考虑标准大骨瓣开颅术。

(10)去大骨瓣减压术:能使脑组织向减压窗方向膨出,以减轻颅内高压对重要脑结构的压迫,尤其是脑干和下丘脑,以挽救患者生命。但越来越多的临床实践证明去大骨瓣减压术不但没有降低而且可能会增加重型颅脑伤患者死残率。原因:①去大骨瓣减压术会导致膨出的脑组织在减压窗处嵌顿、嵌出的脑组织静脉回流受阻、脑组织缺血水肿坏死,久之形成脑穿通畸形;②去大骨瓣减压术不缝合硬脑膜会增加术后癫痫发作;③去大骨瓣减压术会导致脑室脑脊液向减压窗方向流动,形成间质性脑水肿;④去大骨瓣减压术不缝合硬脑膜,使手术创面渗血进入脑池和脑室系统,容易引起脑积水;⑤去大骨瓣减压术不缝合硬脑膜会导致脑在颅腔内不稳定,会引起再损伤;⑥去大骨瓣减压术不缝合硬脑膜会增加颅内感染、切口裂开机会等。

(11)预防性抗癫痫治疗:越来越多的临床研究表明使用预防性抗癫痫药不但不会降低颅脑损伤后癫痫发生率,而且会加重脑损害和引起严重毒副作用。

严重脑挫裂伤脑内血肿清除术后是否常规服用预防性抗癫痫治疗仍有争议,也无任何大规模临床研究证据。国外学者不提倡预防性抗癫痫治疗。但若颅脑损伤患者一旦发生癫痫,则应该正规使用抗癫痫药。

(12)高压氧治疗:当动脉血二氧化碳分压正常而氧分压增高时,也可使脑血管收缩,脑体积缩小,从而达到降颅内压的目的。在两个大气压下吸氧,可使动脉氧分压增加到 133.3 kPa(1 000 mmHg)以上,使增高的颅内压下降 30%,然而这种治疗作用只是在氧分压维持时才存在。如血管已处于麻痹状态,高压氧则不能起作用。有文献报道高压氧吸入后因肺泡与肺静脉氧分压差的增大,血氧弥散量可增加近 20 倍,从而大大提高组织氧含量,可中断因为脑缺血缺氧导致的脑水肿,可促进昏迷患者的觉醒,减少住院天数,能显著改善脑损伤患者的认知功能障碍,有利于机体功能的恢复,对抢救生命和提高生存质量有较好的疗效。绝对禁忌证:未经处理的气胸、纵隔气肿,肺大疱,活动性内出血及出血性疾病,结核性空洞形成并咯血,心脏二度以上房室传导阻滞。相对禁忌证:重症上呼吸道感染,重症肺气肿,支气管扩张症,重度鼻窦炎,血压高于 21.3/13.3 kPa(160/100 mmHg),心动过缓<50 次/分,未做处理的恶性肿瘤,视网膜脱离,早期妊娠(3 个月内)。

(13)调控血压:调控血压时应考虑系统动脉血压与颅内压和脑灌注压的关系。尤其是脑卒中急性期的血压管理,脑卒中急性期降压治疗目前仍无定论。由于病灶周边脑组织的充分血液供应对挽救缺血半暗带区濒危脑细胞至关重要,而这时 CBF 自我调节机制受损,CPP 严重依赖 MAP,但血压过高也会引起血-脑屏障破坏及其他相关脏器功能损伤。大量研究结果表明,75% 以上的脑卒中患者急性期血压升高,尤其是那些既往有高血压病史的患者。在脑卒中发生后的 1 周内血压有自行下降的趋势,有些患者数小时内即可看到血压明显降低。因此,对脑卒中急性期的血压,要持慎重的态度,而非简单的降低血压。

(二)自主神经功能障碍与高血压

自主神经主要分布于内脏、心血管和腺体。由于内脏反射通常是不能随意控制,故名自主神经。自主神经系统的功能在于调节心肌、平滑肌和腺体的活动,交感和副交感神经对内脏的调节具有对立统一作用。血管运动中枢位于脑干,它通过胸腰段交感神经元及第Ⅸ、Ⅹ对脑神经(副交感神经)对主动脉弓、窦房结、颈动脉压力感受器的控制,调节和维持交感神经和副交感神经的相对平衡,保持心血管系统的稳定性。因此,凡累及自主神经系统的病变大多可引起血压的变化。

1.脊髓损伤后自主神经反射不良

自主神经反射不良(AD)或称自主神经反射亢进,是指脊髓 T_6 或以上平面的脊髓损伤(SCI)而引发的以血压阵发性骤然升高为特征的一组临床综合征。常见的 SCI 的病因有外伤、肿痛、感染等。

2.致死性家族性失眠症

致死性家族性失眠症(FFI)是罕见的家族性人类朊蛋白(PrP)病,是常染色体显性遗传性疾病,也是近年来备受关注的人类可传播性海绵样脑病(TSH)之一。1986 年,意大利 Bologna 大学医学院 Lugaresi 等首先报道并详细描述了本病的第一个病例,以进行性睡眠障碍和自主神经失调为主要表现,尸检证实丘脑神经细胞大量脱失,命名为致死性家族性失眠症。随着基因监测技术的发展和对朊蛋白疾病认识的深入,全世界 FFI 散发病例及家系报道逐渐增多。因 FFI 是罕见病,目前为止尚无流行病学资料。FFI 由于自主神经失调可表现出高血压征象;同时可因严重睡眠障碍导致血压昼夜节律异常。

3.吉兰-巴雷综合征与高血压

吉兰-巴雷综合征(GBS)是一类免疫介导的急性炎性周围神经病。临床特征为急性起病,症状多在 2 周左右达到高峰,主要表现为多发神经根及周围神经损害,常有脑脊液蛋白-细胞分离现象,多呈单时相自限性病程,静脉注射免疫球蛋白和血浆置换治疗有效。该病还包括急性炎性脱髓鞘性多发神经根神经病(AIDP)、急性运动轴索性神经病(AMAN)、急性运动感觉轴索性神经病(AM-SAN)、Miller Fisher 综合征(MFS)、急性泛自主神经病(ASN)等亚型。其中 AIDP 和 ASN 常损害自主神经,引起包括血压波动在内的诸多自主神经功能障碍的症状体征。国外报道 GBS 自主神经损害发生率为 65%,国内杨清成报道为 54%,鹿寒冰等报道为 39.4%,略低于国外。因自主神经的损害与 GBS 预后直接相关,临床上应引起足够的重视。

4.自主神经性癫痫

自主神经性癫痫又称间脑癫痫、内脏性癫痫等。间脑位于中脑之上,尾状核和内囊的内侧,可分为五个部分,即丘脑、丘脑上部、丘脑底部、丘脑后部、丘脑下部,后者是自主神经中枢。间脑癫痫是指这个部位病变引起的发作性症状,实际上病变并非累及整个间脑。但由于这一名称应用已久,所以至今仍被临床上沿用。1925 年 Heko 报道首例间脑癫痫,至 1929 年 Penfield 提出间脑性癫痫的概念。这是一种不同病因引起的下丘脑病变导致的周期性发作性自主神经功能紊乱综合征。同其他自主神经病变一样,此类癫痫可致血压阵发性升高,临床表现复杂多样,且缺乏特异性,易误诊。

第三节 严重心律失常

心律失常是指由于心脏的自律性和传导性异常而使心脏收缩的节律、频率及收缩顺序发生失常。

各种心律失常按其发生的电生理机制和心电图表现可分为激动形成异常和激动传导异常两大类,有时两者可合并存在。但在临床上,常按心律失常发作时心率的快慢分为快速性和缓慢性两大类,这种分类方法简便、实用,不仅有助于初步诊断,还与治疗原则有关,故具有一定的临床意义,本节按这种分类进行讨论。

本病属中医心悸、怔忡及眩晕、厥证、脱证范围。

一、病因及发病机制

(一)发病因素

(1)各种病因的器质性心脏病,如冠状动脉性与风湿性心脏病、心肌病、心包炎等。

(2)房室旁道传导引起的预激综合征。

(3)内分泌代谢疾病与电解质紊乱,如甲状腺功能亢进、嗜铬细胞瘤、低钾或高钾血症等。

(4)药物的毒性作用,如洋地黄、奎尼丁、丙吡胺、胺碘酮等抗心律失常药,灭虫灵、咪康唑、锑剂等。

(5)外科手术和诊断性操作,如胸部手术,尤其是心脏手术,包括麻醉过程,还有心脏插管术及冠状动脉造影。

(6)急性感染。

(7)急性颅内病变,如 SAH。

(二)发病机制

1.快速型心律失常

(1)折返激动:从某处传出的激动循一条途径传出,又从另一条途径返回原处,使该处再一次激动,这便是激动的折返现象。形成折返激动的必要条件:心脏的 2 个或多个部位的电生理特性不均一(即传导性或不应期的差异)。这些部位互相连接,形成一个潜在的闭合环,其中一条通道的单向阻滞,可传导通道的传导减慢,使最初阻滞的通道有时间恢复其兴奋性。最初阻滞的通道的再兴奋,从而可完成一次折返激动。

折返激动是引起快速心律失常最常见的机制,如多数的各部位的期前收缩及绝大多数的各种阵发性心动过速、心房或心室的扑动或颤动等,其发生机制都与发生了折返激动有关。

(2)自律性增高:正常时,心肌细胞无起搏点活动。由于种种病理生理状态,这些潜在起搏点的自律性可增高,或由于静息膜的部分除极化而引起异常自律性的发生,导致快速性心律失常。这些病理生理状态包括内源性或外源性儿茶酚胺增多;电解质紊乱(如高血钙、低血钾);缺血、缺氧;机械性效应(如心脏扩大);药物毒性(如洋地黄)等。

自律性增高引起的心律失常包括少数室性期前收缩,以及房性、交界性、室性自主性心动过速(或称非阵发性心动过速)。

(3)触发活动:在某些情况下,如局部儿茶酚胺增高、低血钾、高血钙、洋地黄中毒等,在心房、心室和希氏-浦肯野组织能看到触发活动。这些因素导致细胞内钙的积累,引起动作电位后的除极化,称为后除极化。当后除极化的振幅继续增高时,能达到阈水平和引起重复的激动。触发活动对超速起搏的反应是加速作用,这有别于自律性增高和折返引起的快速心律失常。

触发活动引起的心律失常多见于洋地黄中毒所致的心律失常,以及某些房性异位激动导致房性心动过速。

2.缓慢型心律失常

(1)传导障碍:最常见的是传导速度减慢(传导延迟)或是传导被阻断(传导阻滞)。其发生的基本原理有 3 种:组织处于不应期、递减性传导和不均匀传导。

上述原因所形成的传导障碍又可分为双向阻滞与单向阻滞。传导阻滞可以发生在传导系统的 6 个不同水平,即窦房传导阻滞、房内阻滞、房室结区阻滞、房室束内阻滞、房室束分叉处阻滞、束支阻滞。

(2)自律性降低:心脏起搏细胞的自律性受某些因素的影响,如迷走神经张力增高、高血钾、低血钙及药物作用(如 β 受体阻滞剂)等,可以使之降低。自律性降低的电生理变化有 3 种:4 位相自发除极的速度降低;4 位相最大舒张电位升高;阈电位水平增高。

当窦房结的自律性降低时,可引起窦性心动过缓。当窦房结的自律性过低或窦房结的激动因故不能下传时,房室交界区、浦肯野纤维这些二级、三级自律

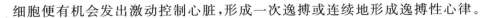

细胞便有机会发出激动控制心脏,形成一次逸搏或连续地形成逸搏性心律。

(三)中医学

中医认为神志安宁,脉搏和缓,有赖于心之气血旺盛,阴阳平衡。凡各种致病因素累及心脏,致心之气血受损,阴阳失衡,皆发为本病。各种致病因素包括七情内伤、外邪侵袭、他病及心等。因于七情者,或恼怒气逆,或惊恐伤神,或忧思气结,致心神不宁,气机逆乱,心脉无主,瘀阻心脉,或温邪上受,逆传心包,耗伤心之气阴,两者皆可致心脉运行不畅、神志被扰而脉律失常;因于他脏之病累及心脏者,或肺脏之病使之失于宣肃,气机不利,宗气受损,心血运行受阻,且肺主一身之气,肺气受损日久,延及心脏时必致心脉之节律失常。或脾之病,运化失职,一方面气血生化乏源,致心之气血不足,心神失养,鼓动无力;一方面水湿不运,聚生痰浊,壅阻心脉,或化热伤阴,扰动心神,或寒化伤阳,脉行凝涩,而使脉搏迟滞难出,或紊乱无常。或肾脏之病,肾阴不足,肾水不济,心火独亢,内扰心神,而脉律紊乱;肾阳不足,一方面心阳失于温煦而鼓脉无力,脉律迟滞,一方面气化不利,水饮内停,上泛凌心,阻遏心阳,而见心悸、怔忡。

总之,本病病位在心,病机为本虚标实,以虚为主。在上述病因中,因于情志者,机体尚实,病势较轻,且多能自行缓解;由他病累及者,脏腑已虚,病势多重。若心之本脏气血阴阳亏损已极,或痰浊、血瘀、寒凝、火热之邪极盛,骤闭心脉,劫伤心神,而致心脉不出,血不上供,清窍失养,或灵台无主,心神涣散,而变生厥脱之危候。

二、诊断

(一)临床表现

1.严重心律失常的常见症状

心悸、胸闷、心跳暂停感,头晕,严重者可见面色苍白,肢冷汗出,甚至发生晕厥、抽搐等。原有器质性心脏病者可诱发心绞痛和心力衰竭而见相应的临床表现。症状有时突然发作和突然终止。常以吸烟、饮酒、喝浓茶或咖啡、运动、疲劳、情绪激动等为诱发因素。

2.严重心律失常的体征

(1)心脏体征:第一心音强弱不等见于心房颤动、室性心动过速及完全房室传导阻滞,其中尤以后者改变最显著,当心室收缩紧接心房收缩时,可引起第一心音极度增强,称为"炮音"。心律快而整齐最常见于窦性心动过速,有时可见于心房扑动伴2∶1房室传导阻滞;缓慢而整齐的心律主要为窦性心动过缓,其次为 2：1 或 3：1 或完全性房室传导阻滞，少数为房室交界处心律；不规则的心律可见于频发期前收缩、窦性心律不齐、心房颤动、房性心动过速伴不规则房室传导阻滞、不完全性房室传导阻滞引起的心室漏搏等。

（2）颈静脉搏动：出现房室分离时颈静脉搏动频率与心率不一致，如心房扑动时颈静脉搏动急速浅促，频率超过心率；阵发性室性心动过速时，如有完全性逆向传导阻滞，颈静脉搏动的频率明显低于心率，并可间歇见巨大 α 波（炮波）。

（3）脉搏短绌：常见于心房颤动以及频发期前收缩尤其是舒张期期前收缩。

（4）原有的器质性心脏病的体征。

（二）辅助检查

心律失常的临床诊断主要依靠心电图检查。其他各项检查有助于了解心律失常的病因。

1.快速型严重心律失常的心电图表现

（1）室性期前收缩：QRS 波群提早出现且增宽畸形，时限多在 0.12 秒以上，其前无 P 波，其后常有完全的代偿间歇。

（2）室上性心动过速：心率在每分钟 160～220 次，节律规则，各个周期之差不超过 0.01 秒，可有继发的 ST-T 改变。仔细辨认 P 波有助于了解其分型。多数 P 波呈逆行性，可出现在 QRS 波群之前、之后或埋藏于 QRS 波群之中而致 P 波无法辨认，食管导联记录的心电图可帮助 P 波的确认。

（3）心房扑动和心房颤动：两者 P 波皆消失，前者代之以每分钟 240～400 次间隔均匀、大小形状相同的 F 波，后者代之以一系列大小不同、形状不同、间隔不匀的 f 波，其频率每分钟 350～600 次。QRS 波群呈室上性，前者多规则，为 2：1 或 4：1 房室传导，后者 RR 间距绝对不等。

（4）室性心动过速：快速的连续 3 个或以上的室性期前收缩，心室率超过每分钟 100 次，节律整齐或轻度不整齐，QRS 波群增宽超过 0.12 秒，有继发的 ST-T 改变，QRS 波群形态在同一次发作中可能一致，也可以不同，可见房室分离、心室夺获或室性融合波。

2.缓慢型严重心律失常的心电图

（1）病态窦房结综合征：窦性心动过缓，心率≤40 次/分，持续 1 分钟或以上；二度 Ⅱ 型窦房传导阻滞；窦性停搏超过 3 秒；窦缓伴短阵心房颤动、心房扑动、室上性心动过速，发作停止时窦性搏动恢复时间超过 2 秒。凡符合上述条件之一者即可确诊，下列表现之一为可疑：窦缓低于每分钟 50 次但未达上述标准者；窦缓低于每分钟 60 次，在发热、运动、剧痛时心率明显少于正常反应；间歇或持续出现二度Ⅰ型窦房传导阻滞、结性逸搏心律；显著窦性心律不齐，R-R间期多次超过2秒。对可疑病例作阿托品试验或进行食管心房调搏测定窦房结功能，其阳性结果有助于本病的诊断。

（2）窦房传导阻滞与窦性停搏：一度窦房传导阻滞心电图无法显示，三度窦性P波长期消失，与窦性停搏难以区别，只有二度窦房传导阻滞才能在心电图上做出诊断，表现为窦性P波的周期性脱漏，长P-P为基本P-P间期的倍数，或P-P间期表现为文氏现象。窦性停搏心电图表现为一般较正常的P-P间期之后出现一个长间歇，且长P-P与基本P-P之间无倍数关系。

（3）房室传导阻滞：一度房室传导阻滞表现为P-R间期>0.2秒；二度Ⅰ型表现为P-R逐渐延长后有一个P波不能下传；二度Ⅱ型表现为P-R间期固定不变而突有P波不下传；高度房室阻滞表现为绝大多数P波不能下传，因而往往出现次级节奏点的被动性逸搏或逸搏性心律；三度（完全性）房室阻滞表现为全部P波不下传，P波由窦房结或异位心房律控制，频率高较快，而QRS波群由次级节奏点控制，频率较慢，形成完全性房室脱节。

三、鉴别诊断

室性心动过速与室上性心动过速伴束支传导障碍或室内差异传导时，两者的心电图表现均为宽QRS的心动过速，但由于两者的临床意义与治疗完全不同，因此对它们加以鉴别非常重要。两者的鉴别步骤如下。

第一步：若胸导联（$V_1 \sim V_6$）无RS（包括rS、Rs或RS）图形，则诊断为室性心动过速，不需进一步分析。

第二步：胸导联有RS波，若任何一胸导联的最大R-S间期（从R波始点至S波波谷）>100毫秒，则诊断为室性心动过速，不需进一步分析。

第三步：若发现房室分离，则诊断为室性心动过速，不需进一步分析。

第四步：若V_1或V_2导联及V_6导联的QRS波群同时符合以下标准，则诊断为室性心动过速。①RBBB型时：V_1导联呈R或QR或rsR'型；且V_6导联S波终末增宽。②LBBB型时：V_5或V_6导联的R间期（即R波的宽度）>30毫秒或R-S间期>60毫秒且V_1导联为rs或QS型。

若上述4步均为阴性，则考虑为室上性心动过速伴束支传导障碍或室内差异性传导。

另外按摩颈动脉窦，对室性心动过速的患者不影响其心室率，但可使心房率减慢从而易于显示房室分离。对室上速的患者则可使心动过速减慢或突然中止。

四、危重指标

(1)发生于严重器质性心脏病或其他严重衰竭的患者。

(2)由于心律失常的发作反复出现晕厥或诱发心绞痛、心力衰竭。

(3)心律失常发作时心室率低于 40 次/分或超过 180 次/分。

(4)心电图表现为复杂性室性期前收缩或多形性室性心动过速。

五、治疗

(一)西医治疗

1.治疗原则

对严重心律失常首先要控制心律失常,在此之后再针对病因进行治疗。

2.治疗措施

(1)快速型心律失常。

室性期前收缩:当室性期前收缩出现在急性心肌缺血时,并表现为频发(每分钟 5 次以上)、多源、成对或连续或室性期前收缩落在前一心搏的 T 波上(R-on-T)等形式,应予积极治疗。首选利多卡因 50～100 mg 加入 50% 葡萄糖注射液 40 mL 静脉注射,以后每 5～10 分钟加用 50 mg,总量不超过 250 mg。有效后以每分钟 1～4 mg 静脉滴注维持,如无效,可用普鲁卡因胺、普罗帕酮等静脉注射。长期口服可选用美西律 0.1～0.2 g,每天 3 次;普罗帕酮 0.1～0.2 g,每天 3 次;胺碘酮 0.2 g,每天 3 次,1 周后改为每天 1 次。也可选用奎尼丁、安他唑啉。洋地黄中毒引起的室性期前收缩除立即停用洋地黄外,并以苯妥英钠 250 mg 加注射用水 20 mL 稀释后在 10 分钟左右静脉注射完,同时根据血钾水平予以补钾。

阵发性室上性心动过速:可先试用刺激迷走神经的方法,如刺激咽喉部诱发恶心呕吐;或做 Valsalva 动作,即令患者深吸气后屏气,然后用力做呼气动作;或压迫一侧眼球,每次 10 秒,注意用力要适中;或按摩颈动脉窦,先按摩右侧 5～10 秒,如无效再按摩左侧,切不可同时按摩两侧,以免引起脑缺血。药物首选维拉帕米 5 mg 加入 10% 葡萄糖注射液 20 mL 缓慢静脉注射,或毛花苷 C 0.4 mg 加入 50% 葡萄糖注射液 40 mL 静脉注射,或普罗帕酮 70 mg 加入 50% 葡萄糖注射液 20 mL 静脉注射。血压偏低者,可用去氧肾上腺素 0.5～1.0 mg 加入 50% 葡萄糖注射液 40 mL 静脉注射,或甲氧明 10～20 mg 加入 5% 葡萄糖注射液

20 mL缓慢静脉注射,要监测血压心率,一旦终止发作应即停用。还可选用三磷腺苷 20 mg 加入 5%葡萄糖注射液 5 mL 稀释后快速(5～20 秒)静脉注射,或新斯的明 0.5～1.0 mg 皮下或肌内注射。各种药物不能控制可考虑直流电击复律,但洋地黄中毒所致者禁用。此外,尚可采用食管心房调搏超速抑制。

心房扑动和心房颤动:控制心室率首选洋地黄,如毛花苷 C 0.4～0.8 mg 静脉注射,使心室率控制在每分钟 100 次以下。其他减慢心室率的药物可选用普萘洛尔、维拉帕米或胺碘酮。适应下列情况可予以转复窦律:心房颤动持续在 1 年以内,而心脏器质性病变较轻,或已做二尖瓣分离术者;二尖瓣术后发生的心房颤动,经 1 个月仍未消失者;近期有栓塞史者。转复方法可选用奎尼丁第 1 次以 0.1 g 试敏,观察 2 小时,如无变态反应,则第 1 天以每小时 0.2 g 共 5 次,如无效第 2 天以 0.2 g 共 5～6 次,仍无效可增至 0.3～0.4 g,每天 4～5 次,有效后维持量为 0.2 g,每天 1～2 次,还可采用同步直流电击复律。

阵发性室性心动过速:药物治疗首选利多卡因 50～100 mg 静脉注射,5 分钟后可重复 50 mg,1 小时总量不超过 300 mg,有效后以每分钟 1～4 mg 静脉滴注维持 24～72 小时,如无效可改为胺碘酮、普罗帕酮、溴苄胺静脉注射。若上述药物无效时则迅速用同步直流电复律。若为尖端扭转型室性心动过速治疗应针对病因,如低钾者给予氯化钾静脉滴注,为药物中毒者停用相应的药物,除此之外,目前认为首选 25%硫酸镁 1～2 g 静脉注射,奏效后继续以每分钟 1 mg 静脉滴注维持 24～48 小时。异丙肾上腺素开始剂量宜小,一般以 0.5 mg 加于 5%葡萄糖注射液内,开始滴速为每分钟 5～6 滴。还可应用经食管心房调搏或临时心内膜起搏,频率为每分钟 100 次。电击复律一般宜慎用。避免使用延长心肌复极的药物。

(2)缓慢型心律失常。各类缓慢型心律失常的治疗措施基本相同,以提高心室率,维持心排血量为主,可选用下列药物。①异丙肾上腺素:能兴奋心脏高位起搏点及改善心脏传导,增强心室自律性。可舌下含服 10～20 mg,每 3～4 小时 1 次,或以每分钟 1～2 μg 静脉滴注。②阿托品:能解除迷走神经对心脏的抑制,使心跳加快。口服 0.3 mg,每天 3～4 次。必要时可用 1～2 mg 皮下注射或静脉滴注。③麻黄碱:能兴奋 α 和 β 受体,类似肾上腺素。可口服 12.5～25 mg,每天 3～4 次。④氨茶碱:被认为有拮抗腺苷受体作用,能提高病窦患者的心率及改善传导。可口服 100 mg,每天 3 次,必要时可用 250 mg 静脉滴注。

(二)中医治疗

1.证候特征

本病之所成,或因内伤,或由外感。虽然病机有虚实两端,但以虚证居其八九,每多因虚致实,亦有由实致虚者,临床多为虚实夹杂之证。其虚者是指脏腑气、血、阴、阳之亏损;其实者是指痰浊、瘀血及六淫之邪。

2.治疗要点

治疗本证,首当分清虚与实孰多孰少,然后行补、泻之法。本虚为主者,可予以养阴复脉、补血安神、温阳通脉、补气定志等法;邪实为主者,可予以清热解毒、祛瘀通脉、祛痰定悸等法。但由于本证多为虚实夹杂,所分证型,每多互见,故临证之时常需标本兼顾,补泻同用。本病在病情稳定后,常需依其素体及病因做进一步调治。

3.分型治疗

(1)气阴两虚。

主证:心悸气短,乏力,失眠,口干,舌红,脉结代。

治法:益气养阴。

例方:生脉散。

常用药:人参、麦冬、五味子、生地、枣仁、炙甘草、瓜蒌、丹参。

应急措施:生脉注射液20 mL加入5%葡萄糖注射液中静脉滴注。

(2)痰浊闭阻。

主证:心悸胸闷,眩晕恶心,少寐多梦。苔腻稍黄,脉滑或有结代。

治法:化痰定悸。

例方:温胆汤。

常用药:法半夏、陈皮、枳实、竹茹、枣仁、远志、龙齿、甘草。

应急措施:清开灵注射液20 mL加入5%葡萄糖注射液中静脉滴注。

(3)心血瘀阻。

主证:心悸不安,胸闷不舒,心痛时作,或见唇甲青紫,舌质暗或瘀斑,脉涩结代。

治法:活血化瘀。

例方:桃仁红花煎。

常用药:桃仁、红花、赤芍、川芎、生地、丹参、当归、香附、玄胡。

应急措施:复方丹参注射液20 mL加入5%葡萄糖注射液中静脉滴注。

(4)心肾阳虚。

主证:心悸怔忡,动则加剧,面色㿠白,形寒肢冷,腰膝酸软,眩晕,小便清长。舌质淡苔白,脉迟结代。

治法:温补心肾。

例方:麻黄附子细辛汤。

常用药:麻黄、附子、细辛、桂枝、巴戟天、淫羊藿、熟地、补骨脂。

应急措施:参附注射液20 mL加入5％葡萄糖注射液中静脉滴注。

六、临症提要

(1)对宽QRS波群心动过速一时难以明确是属于室性心动过速还是室上性心动过速者,应首先按室性心动过速处理。伴有晕厥或血流动力学不稳定者,应采用同步直流电复律。如血流动力学障碍不明显者,可首先试用利多卡因,也可静脉使用普罗帕酮、胺碘酮、普鲁卡因胺。

(2)使用抗心律失常药物应严格掌握使用指征,治疗剂量应个体化,对顽固性心律失常联合用药时应注意配伍禁忌,同时要注意抗心律失常药物的促心律失常作用。

(3)中医学对本病的辨治包括了本虚和标实两个方面,心之本脏的气血阴阳极虚与六淫、痰浊、瘀血之邪极盛,每易造成心之阴阳离失,心神涣散,心脉不出,清窍失养而出现眩昏、昏厥乃至厥脱之证,抢救之时,多需与西药配合,在病情稳定后,可以中医中药辨证治疗,尤其对于缓慢型心律失常,中医中药有其独到之处。

第四节 心 脏 骤 停

心脏骤停是指由各种原因如心脏病(特别是冠心病)、电击、溺水、药物中毒、各种变态反应、电解质紊乱、麻醉意外、手术、心血管造影检查和心导管检查进行过程中所导致的心脏有效循环突然停止。一般认为心脏骤停后8～10分钟,神经损伤即不能逆转,故必须在7分钟内进行复苏术,否则即使抢救成功,多数亦会留下永久性的神经损伤。

在我国,冠心病患者调查结果表明,心脏性猝死的发生率为平均7.1/(10万·年)。

猝死的发生率随着年龄的增长而增加。在年轻人中,年发生率<1‰,而在 45 岁以后年龄每增长 10 岁发生率增加 1 倍。男性比女性的猝死发生率高,就平均年龄而言,男性高于女性 3 倍。虽然随着年龄的增长,女性的发生率也会增加,但仍比男性晚 20 年。

心脏骤停及复苏后初建,这 2 个不同阶段各有不同的临床表现,根据传统中医理论归纳,大致属于中医学的猝死、厥证之阴阳离决、脱证以及昏迷、热证、喘证、悸证等范畴。

一、病因及发病机制

(一)发病因素

(1)各种器质性心脏病(常见冠心病尤其急性心肌梗死)所导致的严重室性心律失常、心脏传导系统障碍,如莫氏Ⅱ型或三度房室传导阻滞、病态窦房结综合征等。

(2)药物中毒:常见的有洋地黄、奎尼丁、普鲁卡因胺等药物。

(3)电解质紊乱、酸中毒、缺氧。

(4)各种变态反应。

(5)麻醉意外。

(6)电击伤、溺水等。

(7)心血管造影、心导管检查、支气管镜检查、胃镜检查、颈动脉窦按摩等。

(二)发病机制

心脏骤停或心跳呼吸停止是临床死亡的标志,但从生物学的观点,此时机体尚未真正死亡,如及时抢救尚可存活,尤其是意外发生的猝死患者。心跳呼吸停止后,体内立即发生酸碱度和电解质的急剧变化,特别是细胞内酸中毒和细胞外钾浓度增高,发生线粒体和溶酶体破裂,细胞死亡和自溶。此时可逆性的变化成为不可逆,进入生物死亡。

人体各脏器对缺氧的耐受不同,中枢神经系统最为敏感,其次是心肌,再次是肝、肾、骨骼肌等。脑组织的重量仅占体质量的 2%,但其代谢率高,氧和能量消耗大,其所需的血液供应约为心排血量的 15%,其耗氧量约占全身的 20%。然而脑组织中氧和能量的储备都很少,对缺氧和酸中毒的易损性很大。当脑组织缺氧时,由于脑血管内皮细胞水肿,脑血流机械性受阻,导致脑血管阻力增加和颅内压增高,使脑灌注进一步减少。在缺氧和酸中毒情况下,心肌的收缩力严重受抑制,心肌处于弛缓状态,周围血管张力也降低,两者对儿茶酚胺的反应大为减弱。此外,由于心室颤动阈值降低,常可导致顽固心室颤动,最终心肌细胞停止收缩。肝脏与肾脏对缺氧也较敏感,前者首先小叶中心坏死,后者则产生肾小管坏死,而致急性肾衰竭。当动脉血含氧量<9%容积时,肝细胞不能存活。上述重要脏器在缺氧和酸中毒时发生的病理生理过程,尤其心脑的病变又可进一步加重缺氧和酸中毒,从而形成恶性循环。如循环停止后抢救不及时,脑组织的缺氧损伤往往变为不可逆,为心脏骤停的主要致死原因;即使心跳呼吸暂时复苏成功,终可因脑死亡而致命;偶尔生命得以挽回,仍可后遗永久性的损伤。

(三)中医学

中医学中无"心脏骤停"的记载,大致与猝死、厥证之一厥不返相似,离决时病位在心,阴阳初建后,虽五脏六腑均受阴阳离决时之害,但其病位仍以心、肺、肾为主。《素问·生气通天论》说"阴平阳秘,精神乃治""阴阳离决,精气乃绝",由于外因、内因或不内外因的作用而破坏"阴平阳秘"这一生理平衡而出现"亡阴""亡阳"危象,最终导致"阴阳离决,精气乃绝"。上工之起死回生,不外调整阴阳,在精气未绝之际,阳脱者回阳,阴脱者回阴,使"阴阳自和",疾病痊愈。阴阳离决之际,必然导致五脏六腑,尤其心、肺、肾之精气欲绝。在初建阴阳平衡后,元气大伤,外邪必乘虚而入,而诱发一系列变证。

(1)热痰闭窍:正虚邪扰,首先犯肺,热传心包可出现神志不清,甚则昏迷、痰涎壅盛、呼吸气促、苔黄燥、脉滑数或结代。

(2)气阴两虚:心主血脉,其华在面,阴阳离决时,心之气阴尽耗,虽则阴阳初复,仍以面色潮红、自汗盗汗、舌红无苔、呼吸气短、脉细数或结代等见证为主。

(3)阴阳两虚或心阳虚欲脱:阴阳初复,元气大伤,肾气不足,少尿、无尿并可见阳虚欲脱、四肢厥冷、大汗淋漓、息微欲绝等一系列变证。

(4)气滞血瘀:复建阴阳后,心气不足,心阳不振,鼓动无力,血行不畅而出现面色晦暗、唇甲青紫、脉结代而涩之证。

二、诊断

(一)临床表现

1.典型表现

(1)惊厥:抽搐常为全身性,或有眼球偏斜,持续时间较短,多呈一过性,多发生在心脏停搏10秒左右,常为最早被发现的体征之一。

(2)听不到心音。

(3)大动脉搏动消失:一般摸颈总动脉或股动脉。

(4)呼吸停止:一般先多在心脏停搏20~30秒内出现。

(5)瞳孔散大:多在心脏停搏30~60秒才出现。

(6)昏迷:多在心脏停搏30秒左右后进入昏迷状态。

2.先兆征象

心脏骤停的先兆征象一般容易被忽视。在排除神经精神原发病外,如发现患者有精神异常、如痴呆凝视、眼球上翻、瞳孔散大、神志不清等;或出现多源性室性期前收缩、R-on-T、室性二联律或三联律、室性心动过速、莫氏Ⅱ型或三度房室传导阻滞、心率<50次/分、Q-T间期延长等;也有一些病情危重,有可能产生心排血量不足的患者,如急性心肌梗死、大出血、急性肺梗死等,必须提高警惕。

(二)辅助检查

1.心电图

(1)心室颤动或扑动:占心脏骤停患者2/3,多见于急性心肌梗死、缺钾与触电患者。

(2)心室静止:约占心脏骤停患者1/3,多见于高血钾、房室传导阻滞、病态窦房结综合征。

(3)心电机械分离:表现为慢而无效的室性自主节律,多见心脏穿破、急性心脏压塞等。

2.脑电波低平

临床上以典型表现中(1)、(3)、(4)项最重要,不必依靠心电图,以免延误抢救时机。

三、鉴别诊断

(一)中风

有突然昏仆,不省人事,四肢厥冷,口眼㖞斜,半身不遂,心音与脉搏存在。

(二)单纯性晕厥

(1)发作前多有诱因。

(2)有头晕、恶心、上腹不适等前驱症状。

(3)发作时血压下降,心率减慢或心音微弱。

(4)常发生于立位或坐位,很少发生在卧位。

(三)癫痫

(1)有癫痫发作史。

(2)发作时心音、脉搏存在,血压可测到。

(3)易在夜间入睡后发作。

四、危重指标

一般认为心脏停搏在 8~10 分钟内,即可导致脑细胞的不可逆性损伤,即使心跳呼吸暂时复苏成功,终可因脑死亡而致命,或偶尔生命得以挽回,仍可因后遗永久性脑损伤而造成残疾。认为此临界时限,亦应根据具体情况而定:是年轻患者还是年老患者;是意外伤害造成,还是某些慢性病的正常转归;是心脏本身病变还是非心脏本身的病变引起;是用中医或西医还是中西医结合抢救等。

五、治疗

(一)西医治疗

1.治疗原则

无数临床与实验研究证实心脏停止跳动 10 分钟以上开始进行复苏其存活率极低,即使偶尔复苏成功,后遗的不可逆性神经损害亦多较严重。故一发现心脏停搏,应立刻分秒必争地就地进行抢救以恢复呼吸、恢复循环、防治并发症和治疗原发病。

2.治疗措施

(1)一期复苏:一期复苏的目的是建立有效循环,以支持基础的生命活动,为进一步的复苏创造条件。本期的关键是分秒必争、就地进行规范的开通气道、人工呼吸和人工循环。

胸外心脏按压:使患者仰卧在硬板床或地面,头低,抬高双下肢 30°~40°,以利静脉回流心脏。在胸骨中下 1/3 交界处,如下述步骤可快速测定按压部位:首先触及患者上腹部,以示指及中指沿患者肋弓处向中间滑移,在两侧肋弓交点处寻找胸骨下切迹,心切迹作为定位标志(不要以剑突下定位);然后将示指及中指两指放在胸骨下切迹上方,示指上方的胸骨正中部即为按压区;以另一手的掌根部紧贴示指上方,放在按压区;再将定位之手取下,将掌根重叠放于另一手背上,使手指脱离胸壁,可采用两手手指交叉抬起法。抢救者双臂应绷直。双肩在患者胸骨上方正中。垂直向下用力按压,应借助部分体质量力量。向脊柱方向将胸骨下压 4~5 cm。所施力量因人而异,但不应超过胸骨移位的限度。下压胸骨约半秒钟,然后迅速放松约半秒钟,以使胸部血液再充盈。二人操作时目前主张按压 100 次/分以上的频率,每按压 15 次,行 2 次吹气;单人操作时的频率为100 次/分以上(每按压 30 次,行 2 次快速吹气)。当患者心脏复跳,但动脉收缩压<6.7 kPa(50 mmHg)时,仍要继续按压。

胸内心脏按压:亦称开胸心脏按压,有报道经 20 多年临床试验研究观察,胸外按压的完全康复率为 10%~14%,而胸内按压则为 28%。实际表明,胸外按压的心排血量是胸内按压的1/2。一般认为,常规胸外按压最多不超过 20 分钟,便要改胸内心脏按压。遇下列情况应及早进行胸内按压,如胸廓畸形、纵隔心脏移位;室壁瘤、左心房黏液瘤、重度二尖瓣狭窄,心脏撕裂或穿破及心脏压塞;胸部病变如严重肺气肿、气胸、血胸及胸部挤压伤;手术过程中或妊娠后期。

心脏按压与口对口人工呼吸两者要同时进行,人工呼吸与心脏按压的比例为 2:30,即只有一人操作,则心脏按压 30 次后,口对口人工呼吸 2 次。经以上处理有效,可见患者瞳孔由大变小,出现睫毛反射,肌张力增高,正常呼吸或大呼吸,大动脉搏动,唇指甲由紫变红。同时应积极准备进入二期复苏。

(2)二期复苏:进一步生命支持活动,恢复自主心跳。在基础生命支持的基础上,进一步实行决定性的诊疗措施。

(3)三期复苏:主要是持续的生命支持,赢得时间使机体得以修复。心脏骤停虽已复苏,但由于心脏停搏时缺血缺氧时间长短不同,复苏后机体因缺血、缺氧所致重要脏器如心、脑、肾的损伤也不同。如处理不当,心脏再次停搏或出现严重后遗症,甚则变成植物人的概率仍相当高,故必须重视三期复苏。

防治脑水肿:①一般处理,心搏骤停时间短,复苏后清醒的,可酌情供氧;如停跳时间长,心肺复苏后仍昏迷不醒的要持续供氧,并采取头部放置冰帽、人工冬眠等疗法。②脱水疗法:可用 20%甘露醇 250 mL,每 8 小时一次快速滴入;地塞米松 10 mg 每 8 小时一次静脉注射;严重者可加呋塞米40~80 mg,稀释后静脉注射,每天 3 次,连用 3~5 天,病情稳定后,酌情改用高渗糖,亦可与甘露醇交替用,一般脱水疗法在 1 周左右。③促进脑组织代谢:可选用醋谷胺(乙酰谷酰胺)100~400 mg/d,加入 5%~10%葡萄糖注射液 250 mL 稀释后静脉滴注,亦可用细胞色素 C、ATP、辅酶 A、辅酶 Q_{10} 等。

维持有效循环:心脏复苏后,因心排血量不足,心肌收缩无力,心律失常、酸中毒、血容量不足、呼吸功能不全、微循环障碍或呼吸机使用不当,可致血压偏低甚或休克。维持有效血容量最好在血流动力学监测下进行,在补足血容量的基础上,适当应用血管活性药物。常用多巴胺或间羟胺 10~30 mg 加入 5%葡萄糖注射液 250 mL 静脉滴注。当血压恢复接近正常时,可用多巴酚丁胺。多巴酚丁胺具有强大的 β_1 受体兴奋作用而无 α 受体兴奋作用,能显著提高心排血量,可与多巴胺合用,合用时两药的剂量减半。多巴酚丁胺升压作用不明显,血压低时不要单一使用。如效果不显,可施行主动脉内球囊反搏术。如有心功能不全可选用毛花苷C、毒毛花苷K、多巴酚丁胺等,并按心力衰竭处理。

心电监护:心脏复跳后心律失常十分常见,要严密监测,否则因一些危险性心律失常未被发现,可使心脏再次停跳。主要监测危险性室性心律失常、二度或三度房室传导阻滞、病态窦房结综合征,均应针对病因处理的同时按不同心律失常类型处置。可常规使用利多卡因75~100 mg,稀释后静脉注射,10~15分钟后可重复,维持量是(1~3)mg/min 静脉滴注,持续3天。亦可选用胺碘酮150~300 mg 稀释后缓慢静脉注射,连续滴2~3天,每天600 mg。病态窦房结综合征或完全性房室传导阻滞者可选用阿托品或异丙肾上腺素,必要时安装心脏起搏器。

维持呼吸功能:心肺复苏后如何维持呼吸功能十分重要,首先应千方百计针对不同原因恢复自主呼吸。如因脑水肿所致者要脱水、降低颅内压,因呼吸道阻塞所致者要清理通畅气道。一旦自主呼吸恢复,不宜长期高浓度正压供氧,以免出现呼吸性碱中毒,可改鼻导管法供氧。如已上了呼吸机,一般成人频率18~20次/分;呼、吸时间比为2:1。保持呼吸道通畅,要注意吸痰和清理咽喉异物。如气管插管,需留48小时以上者,宜及早施行气管切开。呼吸功能不全一般都加用呼吸兴奋剂,如尼可刹米、山梗菜碱、二甲弗林。

防治急性肾衰竭:若心脏停搏时间长或心脏复跳后血压偏低或在复苏时使用血管收缩剂,复苏后均有可能出现急性肾衰竭。故要密切注意患者的尿量、尿比重和渗透压的变化。对于少尿或无尿患者,要尽早使用脱水剂如甘露醇、呋塞米、依他尼酸等。限制水钠的摄入,缓解肾血管的痉挛,可用利尿合剂(酚妥拉明10 mg、多巴胺40~80 mg、呋塞米40~120 mg)加入10%葡萄糖注射液500 mL内静脉滴注。如无效,要及早进行腹膜透析或血液透析。

此外,复苏后还要积极寻找导致心脏停搏的原因,进行病因学治疗;合并感染者要加强抗感染治疗;监测血气并及时纠正酸碱及电解质平衡。

复苏后如心搏停止时间长,复苏成功率不大,即使成功,多后遗不可逆的神经损伤。有报道用中西医结合处理,在脑复苏方面有望取得突破。

(二)中医治疗

1.证候特征

本病在心脏停搏当时属中医的猝死与阴阳离决范畴,可表现突然昏仆、不省人事、息止或息微、抽搐、面色苍白或晦暗、瞳孔散大、六脉俱绝;心脏复跳后多神志不清或欠清、息止或息微、四肢厥冷、少尿或无尿、痰涎壅盛、舌暗紫、脉虚数或脉微欲绝。

2.治疗要点

现代复苏术优于古代复苏术,故心肺复苏宜争分夺秒,采用先西后中;若复苏后心脏停搏时间长,单一西医处理,成功率不高,尤其心脏停搏在7分钟以上能救活的十分罕见,即使救活,遗留神经不可逆性损伤都较严重,甚至成为植物人。如复苏后在西医治疗的基础上加用中医药,可望在成活率方面有所提高,致残率方面有所降低。复苏后多根据不同证型,治以清化痰热、开窍醒神、回阳固脱、益气养阴、益阴回阳、化气行水与活血祛瘀等。因神志不清者居多,要用中医的综合疗法,如鼻饲、肛管滴入、针灸、按摩、外敷诸法。

3.分型治疗

(1)痰热闭窍。

主证:神昏谵语,痰涎壅盛,呼吸气粗,尿黄量少。舌质红苔黄腻,脉滑数结代。与复苏后出现脑水肿近似。

治法:清化痰浊,开窍醒神。

例方:温胆汤合安宫牛黄丸。

常用药:黄芩、浙贝、牛黄、半夏、竹茹、胆星、枳壳、茯苓、菖蒲、远志、安宫牛黄丸、至宝丹、紫雪丹等。

应急措施:醒脑静注射液20 mL加入5%～10%葡萄糖注射液500 mL,静脉滴注。清开灵注射液40 mL加入5%～10%葡萄糖注射液500 mL,静脉滴注。安宫牛黄丸或至宝丹、紫雪丹鼻饲。

(2)心阳虚欲脱。

主证:大汗淋漓,四肢厥冷,面色苍白,神志欠清,呼吸息微。舌质淡白,脉微细欲绝或结代。与复苏后出现脑水肿、心力衰竭、休克近似。

治法:回阳固脱。

例方:参附汤、四逆汤。

常用药:高丽参、熟附子、干姜、白术、茯苓、黄芪、西洋参等。

应急措施:参附注射液80 mL加入5%～10%葡萄糖注射液500 mL静脉滴注。针灸:艾灸百会、涌泉;针内关、合谷、人中。

(3)气阴两虚。

主证:心悸气促,倦怠乏力,精神萎靡,盗汗自汗,午后身热,心烦不寐,口渴唇焦。舌质淡,脉细数或结代。与复苏后心力衰竭、休克近似。

治法:益气养阴。

例方:生脉散加味。

常用药:高丽参或西洋参、麦冬、五味子、天冬、黄芪、玉竹、生地等。

应急措施:生脉注射液 60 mL 加入 5％～10％葡萄糖注射液 500 mL 静脉滴注。参麦注射液 60 mL 加入 5％～10％葡萄糖注射液 500 mL 静脉滴注。

(4)阴阳两虚。

主证:汗出肢冷,呼吸息微,面色苍白,无尿或少尿,舌红无苔,脉微细欲绝。与复苏后休克或急性肾衰竭相似。

治法:益阴回阳,化气行水。

例方:济生肾气丸。

常用药:熟地、山萸肉、茯苓、泽泻、丹皮、怀山药、熟附子、肉桂、车前子、牛膝、五加皮、川草薢等。

应急措施:参附注射液 80 mL 加入 5％～10％葡萄糖注射液 500 mL 静脉滴注。生脉注射液 60 mL 加入 5％～10％葡萄糖注射液 500 mL 静脉滴注。针灸:无尿可针灸关元、气海。

以上四型均有不同程度气滞血瘀见证,如面色晦暗、舌边紫或有瘀点、脉涩等,可适当选用:复方丹参注射液或丹参注射液 20 mL 加入 5％～10％葡萄糖注射液 500 mL 静脉滴注;盐酸川芎嗪注射液 40～80 mL 加入 5％～10％葡萄糖注射液 500 mL 静脉滴注;田七粉、云南白药鼻饲。

六、临症提要

(1)在诊断上有关心脏骤停的"时间"概念要准确,绝不能把骤停后有效的抢救时间也纳入心搏骤停的时间。骤停时间应从有效循环突然停止开始,至不管用何种方式使有效循环得以恢复前这一段时间为准。

(2)在冠心病监护病房(CCU)监护中的患者,心脏骤停的体征"惊厥"与心电表现同样重要,后者要排除导联线脱落或机件故障所致;不在 CCU 监护中的患者,尤其有严重心血管病史者,"惊厥"可以说是心脏骤停最早信号,如同时该患者大动脉搏动消失或听不到心音,诊断心脏骤停已无疑,不必再检查,以免延误抢救时机。只要诊断成立,必须就地当机立断、分秒必争进行心肺复苏。

(3)停搏时间长,复苏与复苏后的处理,西医尚存较大困难,但其复苏手段是先进的,应首先采用。近年有报道,停搏时间长复苏后加用中医中药的综合治疗措施,如鼻饲中药、肛管滴入中药、静脉滴入中药、针灸等抢救,可能会收到单独西医处理不能达到的效果。

(4)中医"痰热闭窍"一型与复苏后出现脑水肿近似;"心阳虚欲脱"型与复苏后出现心力衰竭、脑水肿及休克相似;"气阴两虚型"与复苏后心力衰竭、休克相似;"阴阳两虚"与复苏后急性肾衰竭或休克相似。

(5)对非心脏因素所致的意外性心脏骤停如触电、溺水等,复苏术必须坚持较长时间方能奏效。不要被停搏8～10分钟、神经损伤不可逆的所谓"临界时限"影响而不尽力抢救。

(6)心脏停搏如发生在院外或基层无除颤条件的医疗机构,在就地进行常规心肺复苏术无效后,可考虑针灸针电起搏。其法是以1寸毫针(2.5 cm长)扎患者合谷或内关单侧,以4寸毫针(10 cm长)从左胸神封穴进针,直刺心肌,接上电针机导线,通电。一有心跳即把神封穴的针拔出并移至膻中穴。

第三章

消化内科疾病

第一节 贲门失弛缓症

贲门失弛缓症是一种食管运动障碍性疾病,以食管缺乏蠕动和食管下括约肌(LES)松弛不良为特征。临床上贲门失弛缓症表现为患者对液体和固体食物均有吞咽困难、体质量减轻、餐后反食、夜间呛咳以及胸骨后不适或疼痛。本病曾称为贲门痉挛。

一、流行病学

贲门失弛缓症是一种少见疾病。欧美国家较多,发病率每年为$(0.5\sim8)/10$万,男女发病率接近,约为$1:1.15$。本病多见于$30\sim40$岁的成年人,其他年龄亦可发病。

二、病因和发病机制

病因可能与基因遗传、病毒感染、自身免疫及心理-社会因素有关。贲门失弛缓症的发病机制有先天性、肌源性和神经源性学说。先天性学说认为本病是常染色体隐性遗传;肌源性学说认为贲门失弛缓症 LES 压力升高是由 LES 本身病变引起,但最近的研究表明,贲门失弛缓症患者的病理改变主要在神经而不在肌肉,目前人们广泛接受的是神经源性学说。

三、临床表现

患者主要症状为吞咽困难、反食、胸痛,也可有呼吸道感染、贫血、体质量减轻等表现。

(一)吞咽困难

几乎所有的患者均有程度不同的吞咽困难。起病多较缓慢,病初吞咽困难时有时无,时轻时重,后期则转为持续性。吞咽困难多呈间歇性发作,常因与人共餐、情绪波动、发怒、忧虑、惊骇或进食过冷和辛辣等刺激性食物而诱发。大多数患者吞咽固体和液体食物同样困难,少部分患者吞咽液体食物较固体食物更困难,故以此征象与其他食管器质性狭窄所产生的吞咽困难相鉴别。

(二)反食

多数患者合并反食症状。随着咽下困难的加重,食管的进一步扩张,相当量的内容物可潴留在食管内达数小时或数天之久,而在体位改变时反流出来。尤其是在夜间平卧位更易发生。从食管反流出来的内容物因未进入过胃腔,故无胃内呕吐物酸臭的特点,但可混有大量黏液和唾液。

(三)胸痛

胸痛是发病早期的主要症状之一,发生率为 $40\%\sim90\%$,性质不一,可为闷痛、灼痛或针刺痛。疼痛部位多在胸骨后及中上腹,疼痛发作有时酷似心绞痛,甚至舌下含化硝酸甘油片后可获缓解。疼痛发生的原因可能是食管平滑肌强烈收缩,或食物滞留性食管炎所致。随着吞咽困难的逐渐加剧,梗阻以上食管的进一步扩张,疼痛反而逐渐减轻。

(四)体质量减轻

此症与吞咽困难的程度相关。严重吞咽困难可有明显的体质量下降,但很少有恶病质样变。

(五)呼吸道症状

由于食物反流,尤其是夜间反流,误入呼吸道引起吸入性感染。出现刺激性咳嗽、咳痰、气喘等症状。

(六)出血和贫血

患者可有贫血表现。偶有出血,多为食管炎所致。

(七)其他

在后期病例,极度扩张的食管可压迫胸腔内器官而产生干咳、气急、发绀和声音嘶哑等。患者很少发生呃逆,为本病的重要特征。

(八)并发症

本病可继发食管炎、食管溃疡、巨食管症、自发性食管破裂、食管癌等。贲门失弛缓症患者患食管癌的风险为正常人的 $14\sim140$ 倍。有研究报道,贲门失弛缓症治疗 30 年后,19%的患者死于食管癌。因其合并食管癌时,临床症状可无

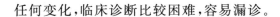

任何变化,临床诊断比较困难,容易漏诊。

四、实验室及其他检查

(一)X 线检查

X 线检查是诊断本病的首选方法。

1.胸部平片检查

本病初期,胸片可无异常。随着食管扩张,可在后前位胸片见到纵隔右上边缘膨出。在食管高度扩张、伸延与弯曲时,可见纵隔增宽而超过心脏右缘,有时可被误诊为纵隔肿瘤。当食管内潴留大量食物和气体时,食管内可见液平面。大部分病例可见胃泡消失。

2.食管钡餐检查

动态造影可见食管的收缩具有紊乱和非蠕动性质,吞咽时 LES 不松弛,钡餐常难以通过贲门部而潴留于食管下端,并显示远端食管扩张、黏膜光滑,末端变细呈鸟嘴形或漏斗形。

(二)内镜检查

内镜下可见食管体部扩张呈憩室样膨出,无张力,蠕动差。食管内见大量食物和液体潴留,贲门口紧闭,内镜通过有阻力,但均能通过。若不能通过则要考虑有无其他器质性原因所致狭窄。

(三)食管测压

本病最重要的特点是吞咽后 LES 松弛障碍,食管体部无蠕动收缩,LES 压力升高[>4.0 kPa(30 mmHg)],不能松弛、松弛不完全或短暂松弛(<6 秒),食管内压高于胃内压。

(四)放射性核素检查

用 ^{99m}Tc 标记液体后吞服,显示食管通过时间和节段性食管通过时间,同时也显示食管影像。立位时,食管通过时间平均为 7 秒,最长不超过 15 秒。卧位时比立位时要慢。

五、诊断

根据病史有典型的吞咽困难、反食、胸痛等临床表现,结合典型的食管钡餐影像及食管测压结果即可确诊本病。

六、鉴别诊断

(一)反流性食管炎伴食管狭窄

本病反流物有酸臭味，或混有胆汁，胃灼热症状明显，应用质子泵抑制剂治疗有效。食管钡餐检查无典型的"鸟嘴样"改变，LES压力降低，且低于胃内压力。

(二)恶性肿瘤

恶性肿瘤细胞侵犯肌间神经丛，或肿瘤环绕食管远端压迫食管，可见与贲门失弛缓症相似的临床表现，包括食管钡餐影像。常见的肿瘤有食管癌、贲门胃底癌等，内镜下活检具有重要的鉴别作用。如果内镜不能达到病变处则应行扩张后取活检，或行CT检查以明确诊断。

(三)弥漫性食管痉挛

本病亦为食管动力障碍性疾病，与贲门失弛缓症有相同的症状。但食管钡餐显示为强烈的不协调的非推进型收缩，呈现串珠样或螺旋状改变。食管测压显示为吞咽时食管各段同期收缩，重复收缩，LES压力大部分是正常的。

(四)继发性贲门失弛缓症

锥虫病、淀粉样变性、特发性假性肠梗阻、迷走神经切断术后等也可以引起类似贲门失弛缓症的表现，食管测压无法区别病变是原发性或继发性。但这些疾病均累及食管以外的消化道或其他器官，借此与本病鉴别。

七、治疗

目前尚无有效的方法恢复受损的肌间神经丛功能，主要是针对LES，不同程度解除LES的松弛障碍，降低LES压力，预防并发症。主要治疗手段有药物治疗、内镜下治疗和手术治疗。

(一)药物治疗

目前可用的药物有硝酸甘油类和钙通道阻滞剂，如硝酸甘油0.6 mg，每天3次，餐前15分钟舌下含化；或硝酸异山梨酯10 mg，每天3次；或硝苯地平10 mg，每天3次。由于药物治疗的效果并不完全，且作用时间较短，一般仅用于贲门失弛缓症的早期、老年高危患者或拒绝其他治疗的患者。

(二)内镜治疗

1.内镜下LES内注射肉毒毒素

肉毒毒素是肉毒梭状杆菌产生的外毒素，是一种神经肌肉胆碱能阻断剂。

它能与神经肌肉接头处突触前胆碱能末梢快速而强烈地结合,阻断神经冲动的传导而使骨骼肌麻痹,还可抑制平滑肌的活动,抑制胃肠道平滑肌的收缩。内镜下注射肉毒毒素是一种简单、安全且有效的治疗手段,但由于肉毒毒素在几天后降解,其对神经肌肉接头处突触前胆碱能末梢的作用减弱或消失,因此,若要维持疗效,需要反复注射。

2.食管扩张

球囊扩张术是目前治疗贲门失弛缓症最为有效的非手术疗法,它的近期及远期疗效明显优于其他非手术治疗,但并发症发生率较高,尤以穿孔最为严重,发生率为1%～5%。球囊扩张的原理主要是通过强力作用,使LES发生部分撕裂,解除食管远端梗阻,缓解临床症状。

3.手术治疗

Heller肌切开术是迄今治疗贲门失弛缓症的标准手术,其目的是降低LES压力,缓解吞咽困难。同时保持一定的LES压力,防止食管反流的发生。手术方式分为开放性手术和微创性手术两种,开放性手术术后症状缓解率可达80%～90%,但有10%～46%的患者可能发生食管反流。因此大多数学者主张加做防反流手术。尽管开放性手术的远期效果是肯定的,但是由于其创伤大、术后恢复时间长、费用昂贵,一般不作为贲门失弛缓症的一线治疗手段,仅在其他治疗方法失败,且患者适合手术时才选用开放性手术。

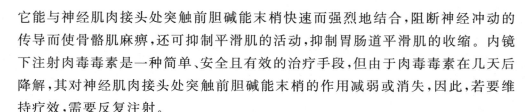

第二节　胃食管反流病

一、概述

胃食管反流病(GERD)是指胃内容物反流入食管,引起不适症状和/或并发症的一种疾病。如酸(碱)反流导致的食管黏膜破损称为反流性食管炎(RE)。常见症状有胸骨后疼痛或烧灼感、反酸、胃灼热、恶心、呕吐、咽下困难,甚至吐血等。

本病经常和慢性胃炎,消化性溃疡或食管裂孔疝等病并存,但也可单独存在。广义上讲,凡能引起胃食管反流的情况,如进行性系统性硬化症、妊娠呕吐,以及任何原因引起的呕吐,或长期放置胃管、三腔管等,均可导致胃食管反流,引起继发性反流性食管炎。长期反复不愈的食管炎可致食管瘢痕形成、食管狭窄，或裂孔疝、慢性局限性穿透性溃疡，甚至发生癌变。

2006 年《中国胃食管反流病共识意见》中提出 GERD 可分为非糜烂性反流病（NERD）、糜烂性食管炎（EE）和 Barrett 食管（BE）3 种类型，也可称为 GERD 相关疾病。有人认为 GERD 的 3 种类型相对独立，相互之间不转化或很少转化，但有些学者则认为这三者之间可能有一定相关性。①NERD 是指存在反流相关的不适症状，但内镜下未见 BE 和食管黏膜破损。②EE 是指内镜下可见食管远段黏膜破损。③BE 是指食管远段的鳞状上皮被柱状上皮所取代。

在 GERD 的 3 种疾病形式中，NERD 最为常见，EE 可合并食管狭窄、溃疡和消化道出血，BE 有可能发展为食管腺癌。这 3 种疾病形式之间相互关联和进展的关系需作进一步研究。

《蒙特利尔共识意见》对 GERD 进行了分类，将 GERD 的表现分为食管综合征和食管外综合征，食管外综合征再分为明确相关和可能相关。食管综合征包括以下两种。①症状综合征：典型反流综合征，反流性胸痛综合征；②伴食管破损的综合征：反流性食管炎，反流性食管狭窄，Barrett 食管，食管腺癌。

食管外综合征包括以下两种。①明确相关的：反流性咳嗽综合征，反流性喉炎综合征，反流性哮喘综合征，反流性牙侵蚀综合征；②可能相关的：咽炎，鼻窦炎，特发性肺纤维化，复发性中耳炎。广泛使用 GERD 蒙特利尔定义中公认的名词将会使 GERD 的研究更加全球化。

在正常情况下，食管下端与胃交界线上 3～5 cm 范围内，有一高压带（LES）构成一个压力屏障，能防止胃内容物反流入食管。当食管下端括约肌关闭不全时，或食管黏膜防御功能破坏时，不能防止胃十二指肠内容物反流到食管，以致胃酸、胃蛋白酶、胆盐和胰酶等损伤食管黏膜，均可促使发生胃食管反流病。其中尤以 LES 功能失调引起的反流性食管炎为主要机制。

二、诊断

（一）临床表现

本病初起，可不出现症状，但有胃食管明显反流者，常出现下列自觉症状。

1.胸骨后烧灼感或疼痛

此为最早最常见的症状，表现为在胸骨后感到烧灼样不适，并向胸骨上切迹、肩胛部或颈部放射，在餐后 1 小时躺卧或增高腹内压时出现，严重者可使患者于夜间醒来，口服抗酸剂后迅速缓解，但一部分长期有反流症状的患者，亦可伴有挤压性疼痛,与体位或进食无关,抗酸剂不能使之缓解,进酸性或热性液体时,则反使疼痛加重。

但胃灼热亦可在食管运动障碍或心、胆囊及胃十二指肠疾病中出现,确诊仍有赖于其他客观检查。

2.胃、食管反流

胃、食管反流表现为酸性或苦味液体反流到口腔,偶尔有食物从胃反流到口内,若严重者夜间出现反酸,可将液体或食物吸入肺内,引起阵发性咳嗽、呼吸困难及非季节性哮喘等。

3.咽下困难

初期多因炎症而有咽下轻度疼痛和阻塞不顺之感觉,进而食管痉挛,多有间歇性咽下梗阻,后期食管狭窄则咽下困难,甚至有进食后不能咽下的间断反吐现象,严重病例可呈间歇性咽下困难,伴有咽下疼痛,此时,不一定有食管狭窄,可能为食管远端的运动功能障碍,继发食管痉挛所致。慢性患者由于持续的咽下困难,饮食减少,摄取营养不足,体质量明显下降。

4.出血

严重的活动性炎症,由于黏膜糜烂出血,可出现大便潜血阳性,或吐出物带血,或引起轻度缺铁性贫血,饮酒后,出血更重。

5.消化道外症状

Delahuntg 综合征即发生慢性咽炎、慢性声带炎和气管炎等综合征。这是由于胃食管的经常性反流,对咽部和声带产生损伤性炎症,引起咽部灼酸苦辣感觉;还可以并发 Zenker 憩室和"唇烧灼"综合征,即发生口腔黏膜糜烂和舌、唇、口腔的烧灼感;反流性食管炎还可导致反复发作的咳嗽、哮喘、夜间呼吸暂停、心绞痛样胸痛。

反流性食管炎出现症状的轻重,与反流量、伴发裂孔疝的大小及内镜所见的组织病变程度均无明显的正相关,而与反流物质和食管黏膜接触时间有密切关系。症状严重者,反流时食管 pH 在 4.0 以下,而且酸清除时间明显延长。

(二)辅助检查

1.上消化道内镜检查

上消化道内镜检查有助于确定有无反流性食管炎以及有无并发症,如食管裂孔疝、食管炎性狭窄、食管癌等,结合病理活检有利于明确病变性质。但内镜下的食管炎不一定均有反流所致,还有其他病因如吞服药物、真菌感染、腐蚀剂等,需除外。一般来说,远端食管炎常常由反流引起。

2.钡餐检查

反流性食管炎患者的食管钡餐检查可显示下段食管黏膜皱襞增粗、不光滑，可见浅龛影或伴有狭窄等，食管蠕动可减弱。有时可显示食管裂孔疝，表现为贲门增宽，胃黏膜疝入食管内，尤其在头低位时，钡剂可向食管反流。卧位时如吞咽小剂量的硫酸钡，则显示多数GERD患者的食管体部和LES排钡延缓。一般来说，此项检查阳性率不高，有时难以判断病变性质。

3.食管 pH 监测

24小时食管pH监测能详细显示酸反流、昼夜酸反流规律、酸反流与症状的关系以及患者对治疗的反应，使治疗个体化。其对EE的阳性率$>80\%$，对NERD的阳性率为$50\%\sim75\%$。此项检查虽能显示过多的酸反流，也是迄今为止公认的"金标准"，但也有假阴性。

4.食管测压

食管测压能显示LESP低下，一过性LES松弛情况。尤其是松弛后蠕动压低以及食管蠕动收缩波幅低下或消失，这些正是胃食管反流的运动病理基础。在GERD的诊断中，食管测压除帮助食管pH电极定位、术前评估食管功能和预测手术外，还能预测抗反流治疗的疗效和是否需长期维持治疗。

5.食管胆汁反流监测

本方法是将光纤导管的探头放置于LES上缘之上5 cm处，以分光光度法监测食管反流物内的胆红素含量，并将结果输回光电子系统。胆汁是十二指肠内容物的重要成分，其中含有的胆红素是胆汁中的主要的色素成分，在453 nm处有特殊的吸收高峰，可间接表明食管暴露于十二指肠内容物的情况。此项检查虽能间接反映十二指肠胃食管的反流情况，但有其局限性，一是胆红素不是唯一的有害物质，二是反流物中的黏液、食物颗粒、血红蛋白等的影响可出现假阳性的结果。

6.其他

对食管黏膜超微结构的研究可了解反流存在的病理生理学基础；无线食管pH测定可提供更长时间的酸反流检测；腔内阻抗技术的应用可监测所有反流事件，明确反流物的性质（气体、液体或气体液体混合物），与食管pH监测联合应用可明确反流物为酸性或非酸性以及反流物与反流症状的关系。

三、临床诊断

(一)GERD 诊断

1.临床诊断

(1)有典型的胃灼热和反流症状,且无幽门梗阻或消化道梗阻的证据,临床上可考虑为 GERD。

(2)有食管外症状,又有反流症状,可考虑是反流相关或可能相关的食管外症状,如反流相关的咳嗽、哮喘。

(3)如仅有食管外症状,但无典型的胃灼热和反流症状,尚不能诊断为 GERD。宜进一步了解食管外症状发生的时间、与进餐和体位的关系以及其他诱因。需注意有无重叠症状(如同时有 GERD 和肠易激综合征或功能性消化不良)、焦虑、抑郁状态、睡眠障碍等。

2.上消化道内镜检查

由于我国是胃癌、食管癌的高发国家,内镜检查已广泛开展,因此,对于拟诊患者一般先进行内镜检查,特别是症状发生频繁、程度严重,伴有报警征象,或有肿瘤家族史,或患者很希望内镜检查时。上消化道内镜检查有助于确定有无反流性食管炎及有无并发症,如食管裂孔疝、食管炎性狭窄以及食管癌等;有助于NERD 的诊断;先行内镜检查比先行诊断性治疗,能够有效地缩短诊断时间。对食管黏膜破损者,可按 1994 年洛杉矶会议提出的分级标准,将内镜下食管病变严重程度分为 A～D 级。A 级:食管黏膜有一个或几个<5 mm 的黏膜损伤;B级:同 A 级外,连续病变黏膜损伤>5 mm;C 级:非环形的超过两个皱襞以上的黏膜融合性损伤(范围<75%食管周径);D 级:广泛黏膜损伤,病灶融合,损伤范围>75%食管周径或全周性损伤。

3.诊断性治疗

对拟诊患者或疑有反流相关食管外症状的患者,尤其是上消化道内镜检查阴性时,可采用诊断性治疗。

质子泵抑制剂(PPI)诊断性治疗(PPI 试验)已被证实是行之有效的方法。建议服用标准剂量 PPI 一天 2 次,疗程 1～2 周。服药后如症状明显改善,则支持酸相关 GERD 的诊断;如症状改善不明显,则可能有酸以外的因素参与或不支持诊断。

PPI 试验不仅有助于诊断 GERD,同时还启动了治疗。其本质在于 PPI 阳性与否充分强调了症状与酸之间的关系,是反流相关的检查。PPI 阴性有以下几种可能：①抑酸不充分；②存在酸以外因素诱发的症状；③症状不是反流引起的。

PPI 试验具有方便、可行、无创和敏感性高的优点，缺点是特异性较低。

(二)NERD 诊断

1.临床诊断

NERD 主要依赖症状学特点进行诊断，典型的症状为胃灼热和反流。患者以胃灼热症状为主诉时，如能排除可能引起胃灼热症状的其他疾病，且内镜检查未见食管黏膜破损，可做出 NERD 的诊断。

2.相关检查

内镜检查对 NERD 的诊断价值在于可排除 EE 或 BE 以及其他上消化道疾病，如溃疡或胃癌。

3.诊断性治疗

PPI 试验是目前临床诊断 NERD 最为实用的方法。PPI 治疗后，胃灼热等典型反流症状消失或明显缓解提示症状与酸反流相关，如内镜检查无食管黏膜破损的证据，临床可诊断为 NERD。

(三)BE 诊断

1.临床诊断

BE 本身通常不引起症状，临床主要表现为 GERD 的症状，如胃灼热、反流、胸骨后疼痛、吞咽困难等。但约25％的患者无 GERD 症状，因此在筛选 BE 时不应仅局限于有反流相关症状的人群，行常规胃镜检查时，对无反流症状的患者也应注意有无 BE 存在。

2.内镜诊断

BE 的诊断主要根据内镜检查和食管黏膜活检结果。如内镜检查发现食管远端有明显的柱状上皮化生并得到病理学检查证实时，即可诊断为 BE。按内镜下表现分型如下。①全周型：红色黏膜向食管延伸，累及全周，与胃黏膜无明显界限，游离缘距 LES 在 3 cm 以上；②岛型：齿状线 1 cm 以上出现斑片状红色黏膜；③舌型：与齿状线相连，伸向食管呈火舌状。

按柱状上皮化生长度分为以下 2 种。①长段 BE：上皮化生累及食管全周，且长度≥3 cm；②短段 BE：柱状上皮化生未累及食管全周，或虽累及全周，但长度＜3 cm。

内镜表现如下。①SCJ 内镜标志：食管鳞状上皮表现为淡粉色光滑上皮，胃柱状上皮表现为橘红色,鳞、柱状上皮交界处构成的齿状 Z 线,即为 SCJ;②EGJ 内镜标志:为管状食管与囊状胃的交界处,其内镜下定位的标志为最小充气状态下胃黏膜皱襞的近侧缘和/或食管下端纵行栅栏样血管末梢;③明确区分 SCJ 及 EGJ:这对于识别 BE 十分重要,因为在解剖学上 EGJ 与内镜观察到的 SCJ 并不一致,且反流性食管炎黏膜在外观上可与 BE 混淆,所以确诊 BE 需病理活检证实;④BE 内镜下典型表现:EGJ 近端出现橘红色柱状上皮,即 SCJ 与 EGJ 分离。BE 的长度测量应从 EGJ 开始向上至 SCJ。内镜下亚甲蓝染色有助于对灶状肠化生的定位,并能指导活检。

3.病理学诊断

(1)活检取材:推荐使用四象限活检法,即常规从 EGJ 开始向上以 2 cm 的间隔分别在 4 个象限取活检;对疑有 BE 癌变者应向上每隔 1 cm 在 4 个象限取活检,对有溃疡、糜烂、斑块、小结节狭窄和其他腔内异常者,均应取活检行病理学检查。

(2)组织分型。①贲门腺型:与贲门上皮相似,有胃小凹和黏液腺,但无主细胞和壁细胞;②胃底腺型:与胃底上皮相似,可见主细胞和壁细胞,但 BE 上皮萎缩较明显,腺体较少且短小,此型多分布于 BE 远端近贲门处;③特殊肠化生型:又称Ⅲ型肠化生或不完全小肠化生型,分布于鳞状细胞和柱状细胞交界处,化生的柱状上皮中可见杯状细胞为其特征性改变。

(3)BE 的异型增生。①低度异型增生(LGD):由较多小而圆的腺管组成,腺上皮细胞拉长,细胞核染色质浓染,核呈假复层排列,黏液分泌很少或不分泌,增生的细胞可扩展至黏膜表面。②高度异型增生(HGD):腺管形态不规则,呈分支或折叠状,有些区域失去极性。与 LGD 相比,HGD 细胞核更大、形态不规则且呈簇状排列,核膜增厚,核仁呈明显双嗜性,间质无浸润。

四、鉴别诊断

(一)反流性食管炎

两病可合并存在,在临床上,两者均可出现反流性症状,如胃灼热感、反酸、咽下困难及出血等。也可因腹内压或胃内压增高而加重症状。但反流性食管炎症状仅限于胃食管反流现象。而食管裂孔疝不但影响食管,也侵及附近神经,甚至影响心肺功能,故其反流症状较重,胸骨后可出现明显疼痛,也可出现咽部异物感和阵发性心律不齐。而在诊断上,食管裂孔疝主要依靠 X 线钡餐,而反流性食管炎主要依靠内镜。

(二)食管贲门黏膜撕裂综合征

前者最典型的病史是先有干呕或呕吐正常胃内容物一次或多次,随后呕吐新鲜血液,诊断主要靠内镜。由于浅表的撕裂病损,在出血后 48～72 小时内多数已愈合,因此应及时做内镜检查。

(三)食管贲门失弛缓症

这是一种食管的神经肌肉功能障碍性疾病,也可出现如反流性食管炎样的食物反流、吞咽困难及胸骨后疼痛等症状。但本症多见于 20～40 岁的年轻患者,发病常与情绪波动及冷饮有关。X 线钡餐检查,可见鸟嘴状及钡液平面等特征性改变。食管压力测定可观察到食管下端 2/3 无蠕动,吞咽时 LES 压力比静止压升高 1.33 kPa(10 mmHg),并松弛不完全,必要时可做内镜检查,以排除其他疾病。

(四)弥漫性食管痉挛

弥漫性食管痉挛也可伴有吞咽困难和胸骨后疼痛,是一种食管下端 2/3 无蠕动而又强烈收缩的疾病,一般不常见,可发生在任何年龄。食管钡餐检查可见"螺旋状食管",即食管收缩时食管外观呈锯齿状。食管测压试验可观察到反复非蠕动性高幅度持久的食管收缩。

(五)食管癌

食管癌以进行性咽下困难为典型症状,出现胃灼热和反酸的症状较少,但若由于癌瘤的糜烂及溃疡形成或伴有食管炎症,亦可见到胸骨后烧灼痛,一般进行食管 X 线钡餐检查,或食管镜检查,不难与反流性食管炎做出鉴别。

五、并发症

(一)食管并发症

1.反流性食管炎

反流性食管炎是内镜下可见远段食管黏膜的破损,甚至出现溃疡,是胃食管反流病食管损伤的最常见后果和表现。

2.Barrett 食管

Barrett 食管多发生于鳞状上皮与柱状上皮交界处。蒙特利尔定义认为,当内镜疑似食管化生活检发现柱状上皮时,应诊断为 Barrett 食管,并具体说明是否存在肠型化生。

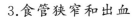

3.食管狭窄和出血

反流性食管狭窄是严重反流性疾病的结果。长期食管炎症由于瘢痕形成而致食管狭窄,表现为吞咽困难,反胃和胸骨后疼痛,狭窄多发生于食管下段。GERD 引起的出血罕见,主要见于食管溃疡者。

4.食管腺癌

《蒙特利尔共识意见》明确指出食管腺癌是 GERD 的并发症,食管腺癌的危险性与胃灼热的频率和时间成正比,慢性 GERD 症状增加食管腺癌的危险性。长节段 Barrett 食管伴化生是食管腺癌最重要的、明确的危险因素。

(二)食管外并发症

反流性食管炎由于反流的胃液侵袭咽部、声带和气管,引起慢性咽炎、声带炎和气管炎,甚至吸入性肺炎。

六、治疗

参照 2006 年《中国胃食管反流病治疗共识意见》进行治疗。

(一)改变生活方式

抬高床头、睡前 3 小时不再进食、避免高脂肪食物、戒烟酒、减少摄入可以降低食管下段括约肌(LES)压力的食物(如巧克力、薄荷、咖啡、洋葱、大蒜等)。减轻体质量可减少 GERD 患者反流症状。

(二)抑制胃酸分泌

抑制胃酸的药物包括 H_2 受体阻滞剂(H_2-RA)和质子泵抑制剂(PPI)等。

1.初始治疗的目的是尽快缓解症状,治愈食管炎

(1)H_2-RA 仅适用于轻至中度 GERD 治疗。H_2-RA(西咪替丁、雷尼替丁、法莫替丁等)治疗反流性 GERD 的食管炎愈合率为 50%~60%,胃灼热症状缓解率为 50%。

(2)PPI 是 GERD 治疗中最常用的药物,伴有食管炎的 GERD 治疗首选。奥美拉唑、兰索拉唑、泮托拉唑、雷贝拉唑和埃索美拉唑可供临床选用。在标准剂量下,新一代 PPI 具有更强的抑酸作用。

PPI 治疗糜烂性食管炎的内镜下 4 周、8 周愈合率分别为 80% 和 90% 左右,PPI 推荐采用标准剂量,疗程 8 周。部分患者症状控制不满意时可加大剂量或换一种 PPI。

(3)NERD 治疗的主要药物是 PPI。由于 NERD 发病机制复杂,PPI 对其症状疗效不如糜烂性食管炎,但 PPI 是治疗 NERD 的主要药物,治疗的疗程应不少于 8 周。

2.维持治疗是巩固疗效、预防复发的重要措施

GERD 是一种慢性疾病,停药后半年的食管炎与症状复发率分别为 80% 和 90%,故经初始治疗后,为控制症状、预防并发症,通常需采取维持治疗。

目前维持治疗的方法有 3 种:维持原剂量或减量、间歇用药、按需治疗。采取哪一种维持治疗方法,主要根据患者症状及食管炎分级来选择药物与剂量,通常严重的糜烂性食管炎(LAC-D 级)需足量维持治疗,NERD 可采用按需治疗。H_2-RA 长期使用会产生耐受性,一般不适合作为长期维持治疗的药物。

(1)原剂量或减量维持:维持原剂量或减量使用 PPI,每天 1 次,长期使用以维持症状持久缓解,预防食管炎复发。

(2)间歇治疗:PPI 剂量不变,但延长用药周期,最常用的是隔天疗法。3 天 1 次或周末疗法因间隔太长,不符合 PPI 的药代动力学,抑酸效果较差,不提倡使用。在维持治疗过程中,若症状出现反复,应增至足量 PPI 维持。

(3)按需治疗:按需治疗仅在出现症状时用药,症状缓解后即停药。按需治疗建议在医师指导下,由患者自己控制用药,没有固定的治疗时间,治疗费用低于维持治疗。

3.Barrett 食管(BE)治疗

虽有文献报道 PPI 能延缓 BE 的进程,尚无足够的循证依据证实其能逆转 BE。BE 伴有糜烂性食管炎及反流症状者,采用大剂量 PPI 治疗,并长期维持治疗。

4.控制夜间酸突破(NAB)

NAB 指在每天早、晚餐前服用 PPI 治疗的情况下,夜间胃内 pH<4 持续时间>1 小时。控制 NAB 是治疗 GERD 的措施之一。治疗方法包括调整 PPI 用量、睡前加用 H_2-RA、应用血浆半衰期更长的 PPI 等。

(三)对 GERD 可选择性使用促动力药物

在 GERD 的治疗中,抑酸药物治疗效果不佳时,考虑联合应用促动力药物,特别是对于伴有胃排空延迟的患者。

(四)手术与内镜治疗应综合考虑,慎重决定

GERD 手术与内镜治疗的目的是增强 LES 抗反流作用,缓解症状,减少抑酸剂的使用,提高患者的生活质量。

BE 伴高度不典型增生、食管严重狭窄等并发症,可考虑内镜或手术治疗。

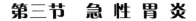

第三节　急性胃炎

　　急性胃炎是由多种不同的病因引起的急性胃黏膜炎症,包括急性单纯性胃炎、急性糜烂出血性胃炎和吞服腐蚀物引起的急性腐蚀性胃炎与胃壁细菌感染所致的急性化脓性胃炎。其中,临床意义最大和发病率最高的是以胃黏膜糜烂、出血为主要表现的急性糜烂出血性胃炎。

一、流行病学

　　迄今为止,目前国内外尚缺乏有关急性胃炎的流行病学调查。

二、病因

　　急性胃炎的病因众多,大致有外源性和内源性两大类,包括急性应激、化学性损伤(如药物、乙醇、胆汁、胰液)和急性细菌感染等。

(一)外源性因素

1.药物

　　各种非甾体抗炎药(NSAIDs),包括阿司匹林、吲哚美辛、吡罗昔康和多种含有该类成分复方药物。另外,糖皮质激素和某些抗生素及氯化钾等均可导致胃黏膜损伤。

2.乙醇

　　主要是大量酗酒可致急性胃黏膜胃糜烂甚至出血。

3.生物性因素

　　沙门菌、嗜盐菌和葡萄球菌等细菌或其毒素可使胃黏膜充血水肿和糜烂。幽门螺杆菌(Hp)感染可引起急、慢性胃炎,发病机制类似,将在慢性胃炎节中叙述。

4.其他

　　某些机械性损伤(包括胃内异物或胃柿石等)可损伤胃黏膜。放射疗法可致胃黏膜受损。偶可见因吞服腐蚀性化学物质(强酸或强碱或甲酚及氯化汞、砷、磷等)引起的腐蚀性胃炎。

(二)内源性因素

1.应激因素

多种严重疾病如严重创伤、烧伤或大手术及颅脑病变和重要脏器功能衰竭等可导致胃黏膜缺血、缺氧而损伤。通常称为应激性胃炎,如果是由脑血管病变、头颅部外伤和脑手术后引起的胃十二指肠急性溃疡称为 Cushing 溃疡,而大面积烧灼伤所致溃疡称为 Curling 溃疡。

2.局部血供缺乏

局部血供缺乏主要是腹腔动脉栓塞治疗后或少数因动脉硬化致胃动脉的血栓形成或栓塞引起供血不足。另外,还可见于肝硬化门静脉高压并发上消化道出血者。

3.急性蜂窝织炎或化脓性胃炎

此两者甚少见。

三、病理生理学和病理组织学

(一)病理生理学

胃黏膜防御机制包括黏膜屏障、黏液屏障、黏膜上皮修复、黏膜和黏膜下层丰富的血流、前列腺素和肽类物质(表皮生长因子等)和自由基清除系统。上述功能破坏或保护因素减少,使胃腔中的 H^+ 逆弥散至胃壁,肥大细胞释放组胺,则血管充血甚或出血、黏膜水肿及间质液渗出,同时可刺激壁细胞分泌盐酸、主细胞分泌胃蛋白酶原。若致病因子损及腺颈部细胞,则胃黏膜修复延迟、更新受阻而出现糜烂。

严重创伤、大手术、大面积烧伤、脑血管意外和严重脏器功能衰竭及休克或者败血症等所致的急性应激的发生机制为急性应激→皮质-垂体前叶-肾上腺皮质轴活动亢进、交感-副交感神经系统失衡→机体的代偿功能不足→不能维持胃黏膜微循环的正常运行→黏膜缺血、缺氧→黏液和碳酸氢盐分泌减少及内源性前列腺素合成不足→黏膜屏障破坏和氢离子反弥散→降低黏膜内 pH→进一步损伤血管与黏膜→糜烂和出血。

NSAIDs 所引起者则为抑制环氧合酶(COX)致使前列腺素产生减少,黏膜缺血缺氧。氯化钾和某些抗生素或抗肿瘤药等则可直接刺激胃黏膜引起浅表损伤。

乙醇可致上皮细胞损伤和破坏,黏膜水肿、糜烂和出血。另外,幽门关闭不全、胃切除(主要是 BillrothⅡ式)术后可引起十二指肠-胃反流,则此时由胆汁和胰液等组成的碱性肠液中的胆盐、溶血磷脂酰胆碱、磷脂酶 A 和其他胰酶可破坏胃黏膜屏障,引起急性炎症。

门静脉高压可致胃黏膜毛细血管和小静脉扩张及黏膜水肿,组织学表现为只有轻度或无炎症细胞浸润,可有显性或非显性出血。

(二)病理学改变

急性胃炎主要病理和组织学表现以胃黏膜充血、水肿,表面有片状渗出物或黏液覆盖为主。黏膜皱襞上可见局限性或弥漫性陈旧性或新鲜出血与糜烂,糜烂加深可累及胃腺体。

显微镜下则可见黏膜固有层多少不等的中性粒细胞、淋巴细胞、浆细胞和少量嗜酸性粒细胞浸润,可有水肿。表面的单层柱状上皮细胞和固有腺体细胞出现变性与坏死。重者黏膜下层亦有水肿和充血。

对于腐蚀性胃炎若接触了高浓度的腐蚀物质且时间长,则胃黏膜出现凝固性坏死、糜烂和溃疡,重者穿孔或出血甚至腹膜炎。

另外,少见的化脓性胃炎可表现为整个胃壁(主要是黏膜下层)炎性增厚,大量中性粒细胞浸润,黏膜坏死。可有胃壁脓性蜂窝织炎或胃壁脓肿。

四、临床表现

(一)症状

部分患者可有上腹痛、腹胀、恶心、呕吐和嗳气及食欲缺乏等。如伴胃黏膜糜烂出血,则有呕血和/或黑便,大量出血可引起出血性休克。有时上腹胀气明显。细菌感染导致者可出现腹泻等。并有疼痛、吞咽困难和呼吸困难(由于喉头水肿)。腐蚀性胃炎可吐出血性黏液,严重者可发生食管或胃穿孔,引起胸膜炎或弥漫性腹膜炎。化脓性胃炎起病常较急,有上腹剧痛、恶心和呕吐、寒战和高热,血压可下降,出现中毒性休克。

(二)体征

上腹部压痛是常见体征,尤其多见于严重疾病引起的急性胃炎出血者。腐蚀性胃炎因口腔黏膜、食管黏膜和胃黏膜都有损害,口腔、咽喉黏膜充血、水肿和糜烂。化脓性胃炎有时体征酷似急腹症。

五、辅助检查

急性糜烂出血性胃炎的确诊有赖于急诊胃镜检查,一般应在出血后 24～48 小时内进行,可见到以多发性糜烂、浅表溃疡和出血灶为特征的急性胃黏膜病损。黏液湖或者可有新鲜或陈旧血液。一般急性应激所致的胃黏膜病损以胃体、胃底部为主,而 NSAIDs 或乙醇所致的则以胃窦部为主。注意 X 线钡剂检查并无诊断价值。出血者做呕吐物或大便隐血试验,血红细胞计数和血红蛋白测定。感染因素引起者,做血白细胞计数和分类检查、大便常规检查和培养。

六、诊断和鉴别诊断

主要由病史和症状做出拟诊,经胃镜检查可得以确诊。但吞服腐蚀物质者禁忌胃镜检查。有长期服用 NSAIDs、酗酒及临床重危患者,均应想到急性胃炎的可能。对于鉴别诊断,腹痛为主者,应通过反复询问病史与急性胰腺炎、胆囊炎和急性阑尾炎等急腹症甚至急性心肌梗死相鉴别。

七、治疗

(一)基础治疗

基础治疗包括给予镇静、禁食、补液、解痉、止吐等对症支持治疗。此后给予流质或半流质饮食。

(二)针对病因治疗

针对病因治疗包括根除 Hp、去除 NSAIDs 或乙醇等诱因。

(三)对症处理

表现为反酸、上腹隐痛、烧灼和嘈杂感者,给予 H_2 受体拮抗药或质子泵抑制剂。以恶心、呕吐或上腹胀闷为主者可选用甲氧氯普胺、多潘立酮或莫沙必利等促动力药。以痉挛性疼痛为主者,可给予山莨菪碱等药物进行对症处理。

有胃黏膜糜烂、出血者,可用抑制胃酸分泌的 H_2 受体阻滞剂或质子泵抑制剂外,还可同时应用胃黏膜保护药如硫糖铝或铝碳酸镁等。

对于较大量的出血则应采取综合措施进行抢救。当并发大量出血时,可以冰水洗胃或在冰水中加去甲肾上腺素(每 200 mL 冰水中加 8 mL),或同管内滴注碳酸氢钠,浓度为 1 000 mmol/L,24 小时滴 1 L,使胃内 pH 保持在 5 以上。凝血酶是有效的局部止血药,并有促进创面愈合作用,大剂量时止血作用显著。常规的止血药,如卡巴克络、抗血纤溶酸和酚磺乙胺等可静脉应用,但效果一般。内镜下止血往往可收到较好效果。

其他具体的药物请参照"慢性胃炎"和"消化性溃疡"部分。

八、并发症的诊断、预防和治疗

急性胃炎的并发症包括穿孔、腹膜炎、水、电解质紊乱和酸碱失衡等。为预防细菌感染者选用抗生素治疗,因过度呕吐致脱水者及时补充水和电解质,并适时检测血气分析,必要时纠正酸碱平衡紊乱。对于穿孔或腹膜炎者,则必要时行外科治疗。

九、预后

病因去除后,急性胃炎多在短期内恢复正常。相反病因长期持续存在,则可转为慢性胃炎。由于绝大多数慢性胃炎的发生与 Hp 感染有关,而 Hp 自发清除少见,故慢性胃炎可持续存在,但多数患者无症状。流行病学研究显示,部分 Hp 相关性胃窦炎(<20%)可发生十二指肠溃疡。

第四节 慢 性 胃 炎

慢性胃炎是由各种病因引起的胃黏膜慢性炎症。根据新悉尼胃炎系统和我国 2006 年颁布的《中国慢性胃炎共识意见》标准,由内镜及病理组织学变化,将慢性胃炎分为非萎缩性(浅表性)胃炎及萎缩性胃炎两大基本类型和一些特殊类型胃炎。

一、流行病学

Hp 感染为慢性非萎缩性胃炎的主要病因。大致上说来,慢性非萎缩性胃炎发病率与 Hp 感染情况相平行,慢性非萎缩性胃炎流行情况因不同国家、不同地区 Hp 感染情况而异。一般 Hp 感染率发展中国家高于发达国家,感染率随年龄增加而升高。我国属 Hp 高感染率国家,估计人群中 Hp 感染率为 40%~70%。慢性萎缩性胃炎是原因不明的慢性胃炎,在我国是一种常见病、多发病,在慢性胃炎中占 10%~20%。

二、病因

(一)慢性非萎缩性胃炎的常见病因

1.Hp 感染

Hp 感染是慢性非萎缩性胃炎最主要的病因,两者的关系符合 Koch 提出的确定病原体为感染性疾病病因的 4 项基本要求,即该病原体存在于该病的患者中,病原体的分布与体内病变分布一致,清除病原体后疾病可好转,在动物模型中该病原体可诱发与人相似的疾病。

研究表明,80%～95%的慢性活动性胃炎患者胃黏膜中有 Hp 感染,5%～20%的 Hp 阴性率反映了慢性胃炎病因的多样性;Hp 相关胃炎者,Hp 胃内分布与炎症分布一致;根除 Hp 可使胃黏膜炎症消退,一般中性粒细胞消退较快,但淋巴细胞、浆细胞消退需要较长时间;志愿者和动物模型中已证实 Hp 感染可引起胃炎。

Hp 感染引起的慢性非萎缩性胃炎中胃窦为主全胃炎患者胃酸分泌可增加,十二指肠溃疡发生的危险度较高;而胃体为主全胃炎患者胃溃疡和胃癌发生的危险性增加。

2.胆汁和其他碱性肠液反流

幽门括约肌功能不全时含胆汁和胰液的十二指肠液反流入胃,可削弱胃黏膜屏障功能,使胃黏膜遭到消化液的刺激作用,产生炎症、糜烂、出血和上皮化生等病变。

3.其他外源性因素

酗酒、服用 NSAIDs 等药物、某些刺激性食物等均可反复损伤胃黏膜。这类因素均可各自或与 Hp 感染协同作用而引起或加重胃黏膜慢性炎症。

(二)慢性萎缩性胃炎的主要病因

1973 年,Strickland 将慢性萎缩性胃炎分为 A、B 两型,A 型是胃体弥漫性萎缩,导致胃酸分泌下降,影响维生素 B_{12} 及内因子的吸收,因此常合并恶性贫血,与自身免疫有关;B 型在胃窦部,少数人可发展成胃癌,与 Hp、化学损伤(胆汁反流、NSAIDs、吸烟、酗酒等)有关,在我国,80%以上的属于第二类。

胃内攻击因子与防御修复因子失衡是慢性萎缩性胃炎发生的根本原因。具体病因与慢性非萎缩性胃炎相似,包括 Hp 感染;长期饮浓茶、烈酒、咖啡,食用过热、过冷、过于粗糙的食物,可导致胃黏膜的反复损伤;长期大量服用 NSAIDs 如阿司匹林、吲哚美辛等可抑制胃黏膜前列腺素的合成,破坏黏膜屏障;烟草中的尼古丁不仅影响胃黏膜的血液循环,还可导致幽门括约肌功能紊乱,造成胆汁反流;各种原因的胆汁反流均可破坏黏膜屏障造成胃黏膜慢性炎症改变。比较特殊的是壁细胞抗原和抗体结合形成免疫复合体在补体参与下,破坏壁细胞;胃黏膜营养因子(如胃泌素、表皮生长因子等)缺乏;心力衰竭、动脉粥样硬化、肝硬化合并门静脉高压、糖尿病、甲状腺病、慢性肾上腺皮质功能减退、尿毒症、干燥综合征、胃血流量不足及精神因素等均可导致胃黏膜萎缩。

三、病理生理学和病理学

(一)病理生理学

1.Hp 感染

Hp 感染途径为粪-口或口-口途径,其外壁靠黏附素而紧贴胃上皮细胞。

Hp 感染的持续存在,致使腺体破坏,最终发展成为萎缩性胃炎。而感染 Hp 后胃炎的严重程度则除了与细菌本身有关外,还决定于患者机体情况和外界环境。如带有空泡毒素(VacA)和细胞毒相关基因(CagA)者,胃黏膜损伤明显较重。患者的免疫应答反应强弱、其胃酸的分泌情况、血型、民族和年龄差异等也影响胃黏膜炎症程度。此外,患者饮食情况也有一定作用。

2.自身免疫机制

研究早已证明,以胃体萎缩为主的 A 型萎缩性胃炎患者血清中,存在壁细胞抗体(PCA)和内因子抗体(IFA)。前者的抗原是壁细胞分泌小管微绒毛膜上的质子泵 H^+-K^+-ATP 酶,它破坏壁细胞而使胃酸分泌减少。而 IFA 则对抗内因子(壁细胞分泌的一种糖蛋白),使食物中的维生素 B_{12} 无法与后者结合被末端回肠吸收,最后引起维生素 B_{12} 吸收不良,甚至导致恶性贫血。IFA 具有特异性,几乎仅见于胃萎缩伴恶性贫血者。

造成胃酸和内因子分泌减少或丧失,恶性贫血是 A 型萎缩性胃炎的终末阶段,是自身免疫性胃炎最严重的标志。当泌酸腺完全萎缩时称为胃萎缩。

另外,近年发现 Hp 感染者中也存在着自身免疫反应,其血清抗体能与宿主胃黏膜上皮及黏液起交叉反应,如菌体 LewisX 和 LewisY 抗原。

3.外源性损伤因素破坏胃黏膜屏障

碱性十二指肠液反流等,可减弱胃黏膜屏障功能,致使胃腔内 H^+ 通过损害的屏障,反弥散入胃黏膜内,使炎症不易消散。长期慢性炎症,又加重屏障功能的减退,如此恶性循环使慢性胃炎久治不愈。

4.生理因素和胃黏膜营养因子缺乏

萎缩性变化和肠化生等皆与衰老相关,而炎症细胞浸润程度与年龄关系不大。这主要是老龄者的退行性变-胃黏膜小血管扭曲,小动脉壁玻璃样变性,管腔狭窄导致黏膜营养不良、分泌功能下降引起的。

新近研究证明,某些胃黏膜营养因子(胃泌素、表皮生长因子等)缺乏或胃黏膜感觉神经末梢对这些因子不敏感可引起胃黏膜萎缩。如手术后残胃炎原因之一是 G 细胞数量减少,而引起胃泌素营养作用减弱。

5.遗传因素

萎缩性胃炎、维生素 B_{12} 吸收不良的患病率和 PCA、IFA 的阳性率很高,提示可能有遗传因素的影响。

(二)病理学

慢性胃炎病理变化是由胃黏膜损伤和修复过程所引起。病理组织学的描述包括活动性慢性炎症、萎缩和化生及异型增生等。此外,在慢性炎症过程中,胃黏膜也有反应性增生变化,如胃小凹上皮增生、黏膜肌增厚、淋巴滤泡形成、纤维组织和腺管增生等。

近几年对于慢性胃炎尤其是慢性萎缩性胃炎的病理组织学,有不少新的进展。以下结合2006年9月中华医学会消化病学分会的"全国第二届慢性胃炎共识会议"中制订的慢性胃炎诊治的共识意见,论述以下关键进展问题。

1.萎缩的定义

1996年,新悉尼系统把萎缩定义为"腺体的丧失",这是模糊而易产生歧义的定义,反映了当时肠化是否属于萎缩,病理学家有不同认识。其后国际上一个病理学家的自由组织——萎缩联谊会(Atrophy Club 2000)进行了 3 次研讨会,并在 2002 年发表了对萎缩的新分类,12 位学者中有 8 位也曾是悉尼系统的执笔者,故此意见可认为是悉尼系统的补充和发展,有很高的权威性。

萎缩联谊会把萎缩新定义为"萎缩是胃固有腺体的丧失",将萎缩分为 3 种情况:无萎缩、未确定萎缩和萎缩;进而将萎缩分两个类型:非化生性萎缩和化生性萎缩。前者特点是腺体丧失伴有黏膜固有层中的纤维化或纤维肌增生;后者是胃黏膜腺体被化生的腺体所替换。这两类萎缩的程度分级仍用最初悉尼系统标准和新悉尼系统的模拟评分图,分为 4 级,即无、轻度、中度和重度萎缩。国际的萎缩新定义对我国来说不是新的,我国学者早年就认为"肠化或假幽门腺化生不是胃固有腺体,因此尽管胃腺体数量未减少,但也属萎缩",并在"全国第一届慢性胃炎共识会议"中做了说明。

对于上述第 2 个问题,答案显然是肯定的。这是因为多灶性萎缩性胃炎的胃黏膜萎缩呈灶状分布,即使活检块数少,只要病理活检发现有萎缩,就可诊断为萎缩性胃炎。在此次全国慢性胃炎共识意见中强调,需注意取材于糜烂或溃疡边缘的组织易存在萎缩,但不能简单地视为萎缩性胃炎。此外,活检组织太浅、组织包埋方向不当等因素均可影响萎缩的判断。

"未确定萎缩"是国际新提出的观点,认为黏膜层炎症很明显时,单核细胞密集浸润造成腺体被取代、移置或隐匿,以致难以判断这些"看来似乎丧失"的腺体是否真正丧失,此时暂先诊断为"未确定萎缩",最后诊断延期到炎症明显消退(大部分在 Hp 根除治疗 3～6 个月后),再取活检时做出。对萎缩的诊断采取了比较谨慎的态度。

目前,我国共识意见并未采用此概念。因为:①炎症明显时腺体被破坏、数量减少,在这个时点上,病理按照萎缩的定义可以诊断为萎缩,非病理不能。②一般临床希望活检后有病理结论,病理如不做诊断,会出现临床难做出诊断、对治疗效果无法评价的情况。尤其是在临床研究上,设立此诊断项会使治疗前或后失去相当一部分统计资料。慢性胃炎是个动态过程,炎症可以有两个结局:完全修复和不完全修复(纤维化和肠化),炎症明显期病理不能预言今后趋向哪个结局。可以预料对萎缩采用的诊断标准不一,治疗有效率也不一,采用"未确定萎缩"的研究课题,因为事先去除了一部分可逆的萎缩,萎缩的可逆性就低。

2.肠化分型的临床意义与价值

用 AB-PAS 和 HID-AB 黏液染色能区分肠化亚型,然而,肠化分型的意义并未明了。传统观念认为,肠化亚型中的小肠型和完全型肠化无明显癌前病变意义,而大肠型肠化的胃癌发生危险性增高,从而引起临床的重视。支持肠化分型有意义的学者认为化生是细胞表型的一种非肿瘤性改变,通常在长期不利环境作用下出现。这种表型改变可以是干细胞内出现体细胞突变的结果,或是表现遗传修饰的变化导致后代细胞向不同方向分化的结果。胃内肠化生部位发现很多遗传改变,这些改变甚至可出现在异型增生前。他们认为肠化生中不完全型结肠型者,具有大多数遗传学改变,有发生胃癌的危险性。但近年,越来越多的临床资料显示其预测胃癌价值有限而更强调重视肠化范围,肠化分布范围越广,其发生胃癌的危险性越高。10 多年来罕有从大肠型肠化随访发展成癌的报道。另一方面,从病理检测的实际情况看,肠化以混合型多见,大肠型肠化的检出率与活检块数有密切关系,即活检块数越多,大肠型肠化检出率越高。客观地讲,该型肠化生的遗传学改变和胃不典型增生(上皮内瘤)的改变相似。因此,对肠化分型的临床意义和价值的争论仍未有定论。

3.关于异型增生

异型增生(上皮内瘤变)是重要的胃癌前病变,分为轻度和重度(或低级别和高级别)两级。异型增生和上皮内瘤变是同义词,后者是 WHO 国际癌症研究协会推荐使用的术语。

4.萎缩和肠化发生过程是否存在不可逆转点

胃黏膜萎缩的产生主要有两种途径：一是干细胞区室和/或腺体被破坏；二是选择性破坏特定的上皮细胞而保留干细胞。这两种途径在慢性 Hp 感染中均可发生。

萎缩与肠化的逆转报道已经不在少数，但是否所有病患均有逆转可能，是否在萎缩的发生与发展过程中存在某一不可逆转点。这一转折点是否可能为肠化生，已明确 Hp 感染可诱发慢性胃炎，经历慢性炎症→萎缩→肠化→异型增生等多个步骤最终发展至胃癌(Correa 模式)。可否通过根除 Hp 来降低胃癌发生危险性始终是近年来关注的热点。多数研究表明，根除 Hp 可防止胃黏膜萎缩和肠化的进一步发展，但萎缩、肠化是否能得到逆转尚待更多研究证实。

Mera 和 Correa 等最新报道了一项长达 12 年的大型前瞻性随机对照研究，纳入 795 例具有胃癌前病变的成人患者，随机给予他们抗 Hp 治疗和/或抗氧化治疗。他们观察到萎缩黏膜在 Hp 根除后持续保持阴性 12 年后可以完全消退，而肠化黏膜也有逐渐消退的趋向，但可能需要随访更长时间。他们认为通过抗Hp 治疗来进行胃癌的化学预防是可行的策略。

但是，部分学者认为在考虑萎缩的可逆性时，需区分缺失腺体的恢复和腺体内特定细胞的再生。在后一种情况下，干细胞区室被保留，去除有害因素可使壁细胞和主细胞再生，并完全恢复腺体功能。当腺体及干细胞被完全破坏后，腺体的恢复只能由周围未被破坏的腺窝单元来完成。

当萎缩伴有肠化生时，逆转机会进一步减小。如果肠化生是对不利因素的适应性反应，而且不利因素可以被确定和去除，此时肠化生有可能逆转。但是，肠化生还有很多其他原因，如胆汁反流、高盐饮食、乙醇。这意味着即使在 Hp 感染个体，感染以外的其他因素亦可以引发或加速化生的发生。如果肠化生是稳定的干细胞内体细胞突变的结果，则改变黏膜的环境也许不能使肠化生逆转。

根治 Hp 可以产生某些有益效应，如消除炎症，消除活性氧所致的 DNA 损伤，缩短细胞更新周期，提高低胃酸者的泌酸量，并逐步恢复胃黏膜维生素 C 的分泌。在预防胃癌方面，这些已被证实的结果可能比希望萎缩和肠化生逆转重要得多。

实际上，国际著名学者对有否此不可逆转点也有争论。如美国的 Correa 教授并不认同它的存在，而英国 Aberdeen 大学的 Emad Munir El-Omar 教授则强烈认为在异型增生发展至胃癌的过程中有某个节点，越过此则基本处于不可逆转阶段，但至今为止尚未明确此点的确切位置。

四、临床表现

流行病学研究表明,多数慢性非萎缩性胃炎患者无任何症状。少数患者可有上腹痛或不适、上腹胀、早饱、嗳气、恶心等非特异性消化不良症状。某些慢性萎缩性胃炎患者可有上腹部灼痛、胀痛、钝痛或胀闷且以餐后为著,食欲缺乏、恶心、嗳气、便秘或腹泻等症状。内镜检查和胃黏膜组织学检查结果与慢性胃炎患者症状的相关分析表明,患者的症状缺乏特异性,且症状之有无及严重程度与内镜所见及组织学分级并无肯定的相关性。

伴有胃黏膜糜烂者,可有少量或大量上消化道出血,长期少量出血可引起缺铁性贫血。胃体萎缩性胃炎可出现恶性贫血,常有全身衰弱、疲软、神情淡漠、隐性黄疸,消化道症状一般较少。

体征多不明显,有时上腹轻压痛,胃体胃炎严重时可有舌炎和贫血。

慢性萎缩性胃炎的临床表现不仅缺乏特异性,而且与病变程度并不完全一致。

五、辅助检查

(一)胃镜及活组织检查

1.胃镜检查

随着内镜器械的长足发展,内镜观察更加清晰。内镜下慢性非萎缩性胃炎可见红斑(点状、片状、条状),黏膜粗糙不平,出血点(斑),黏膜水肿及渗出等基本表现,尚可见糜烂及胆汁反流。萎缩性胃炎则主要表现为黏膜色泽白,不同程度的皱襞变平或消失。在不过度充气状态下,可透见血管纹,轻度萎缩时见到模糊的血管,重度时看到明显血管分支。内镜下肠化黏膜呈灰白色颗粒状小隆起,重者贴近观察有绒毛状变化。肠化也可以呈平坦或凹陷外观。如果喷撒亚甲蓝色素,肠化区可能出现被染上蓝色,非肠化黏膜不着色。

胃黏膜血管脆性增加可致黏膜下出血,谓之壁内出血,表现为水肿或充血胃黏膜上见点状、斑状或线状出血,可多发、新鲜和陈旧性出血相混杂。如观察到黑色附着物常提示糜烂等致出血。

值得注意的是,少数 Hp 感染性胃炎可有胃体部皱襞肥厚,甚至宽度达到 5 mm 以上,且在适当充气后皱襞不能展平,用活检钳将黏膜提起时,可见帐篷征,这是和恶性浸润性病变鉴别点之一。

2.病理组织学检查

萎缩的确诊依赖于病理组织学检查。萎缩的肉眼与病理之符合率仅为

38%~78%,这与萎缩或肠化甚至 Hp 的分布都是非均匀的,或者说多灶性萎缩性胃炎的胃黏膜萎缩呈灶状分布有关。当然,只要病理活检发现有萎缩,就可诊断为萎缩性胃炎。但如果未能发现萎缩,却不能轻易排除之。如果不取足够多的标本或者内镜医师并未在病变最重部位(这也需要内镜医师的经验)活检,则势必可能遗漏病灶。反之,当在糜烂或溃疡边缘的组织活检时,即使病理发现了萎缩,却不能简单地视为萎缩性胃炎,这是因为活检组织太浅、组织包埋方向不当等因素均可影响萎缩的判断。还有,根除 Hp 可使胃黏膜活动性炎症消退,慢性炎症程度减轻。一些因素可影响结果的判断,如:①活检部位的差异;②Hp 感染时胃黏膜大量炎症细胞浸润,形如萎缩,但根除 Hp 后胃黏膜炎症细胞消退,黏膜萎缩、肠化可望恢复。然而在胃镜活检取材多少问题上,病理学家的要求与内镜医师出现了矛盾。从病理组织学观点来看,5 块或更多则有利于组织学的准确判断,但就内镜医师而言,考虑到患者的医疗费用,主张 2~3 块即可。

(二)Hp 检测

活组织病理学检查时可同时检测 Hp,并可在内镜检查时多取 1 块组织做快呋塞米素酶检查以增加诊断的可靠性。其他检查 Hp 的方法包括:①胃黏膜直接涂片或组织切片,然后以 Gram 或 Giemsa 或 Warthin-Starry 染色(经典方法),甚至 HE 染色,免疫组化染色则有助于检测球形 Hp;②细菌培养:为"金标准",需特殊培养基和微需氧环境,培养时间 3~7 天,阳性率可能不高但特异性高,且可做药物敏感试验;③血清 Hp 抗体测定:多在流行病学调查时用;④尿素呼吸试验:是一种非侵入性诊断法,口服 ^{13}C 或 ^{14}C 标记的尿素后,检测患者呼气中的 $^{13}CO_2$ 或 $^{14}CO_2$ 量,结果准确;⑤聚合酶联反应法(PCR 法):能特异地检出不同来源标本中的 Hp。

根除 Hp 治疗后,可在胃镜复查时重复上述检查,亦可采用非侵入性检查手段,如 ^{13}C 或 ^{14}C 尿素呼气试验、粪便 Hp 抗原检测及血清学检查。应注意,近期使用抗生素、质子泵抑制剂、铋剂等药物,因有暂时抑制 Hp 作用,会使上述检查(血清学检查除外)呈假阴性。

(三)X 线钡剂检查

X 线钡剂检查主要是很好地显示胃黏膜相的气钡双重造影。对于萎缩性胃炎,常常可见胃皱襞相对平坦和减少。但依靠 X 线诊断慢性胃炎价值不如胃镜和病理组织学检查。

(四)实验室检查

1.胃酸分泌功能测定

非萎缩性胃炎胃酸分泌常正常,有时可以增高。萎缩性胃炎病变局限于胃窦时,胃酸可正常或低酸,低酸是由于泌酸细胞数量减少和 H^+ 向胃壁反弥散所致。测定基础胃液分泌量(BAO)及注射组胺或五肽胃泌素后测定最大泌酸量(MAO)和高峰泌酸量(PAO)以判断胃泌酸功能,有助于萎缩性胃炎的诊断及指导临床治疗。A 型慢性萎缩性胃炎患者多无酸或低酸,B 型慢性萎缩性胃炎患者可正常或低酸,往往在给予酸分泌刺激药后,亦不见胃液和胃酸分泌。

2.胃蛋白酶原(PG)测定

胃体黏膜萎缩时血清 PGⅠ水平及 PGⅠ/Ⅱ比例下降,严重者可伴餐后血清胃泌素 17(G-17)水平升高;胃窦黏膜萎缩时餐后血清 G-17 水平下降,严重者可伴 PGⅠ水平及 PGⅠ/Ⅱ比例下降。然而,这主要是一种统计学上的差异。

日本学者发现无症状胃癌患者,本法 85% 阳性,PGⅠ或 PGEⅠ/Ⅱ比值降低者,推荐进一步胃镜检查,以检出伴有萎缩性胃炎的胃癌。该试剂盒用于诊断萎缩性胃炎和判断胃癌倾向在欧洲国家应用要多于我国。

3.血清胃泌素测定

如果以放射免疫法检测血清胃泌素,则正常值应低于 100 pg/mL。慢性萎缩性胃炎胃体为主者,因壁细胞分泌胃酸缺乏、反馈性地 G 细胞分泌胃泌素增多,致胃泌素中度升高。特别是当伴有恶性贫血时,该值可达 1 000 pg/mL 或更高。注意此时要与胃泌素瘤相鉴别,后者是高胃酸分泌。慢性萎缩性胃炎以胃窦为主时,空腹血清胃泌素正常或降低。

4.自身抗体

血清 PCA 和 IFA 阳性对诊断慢性胃体萎缩性胃炎有帮助,尽管血清 IFA 阳性率较低,但胃液中 IFA 的阳性,则十分有助于恶性贫血的诊断。

5.血清维生素 B_{12} 浓度和维生素 B_{12} 吸收试验

慢性胃体萎缩性胃炎时,维生素 B_{12} 缺乏,常低于 200 ng/L。维生素 B_{12} 吸收试验(Schilling 试验)能检测维生素 B_{12} 在末端回肠吸收情况且可与回盲部疾病和严重肾功能障碍相鉴别。同时服用 ^{58}Co 和 ^{57}Co(加有内因子)标记的氰钴素胶囊。此后收集 24 小时尿液。如两者排出率均>10% 则正常,若尿中 ^{58}Co 排出率低于 10%,而 ^{57}Co 的排出率正常则常提示恶性贫血;而两者均降低的常常是回盲部疾病或者肾衰竭者。

六、诊断和鉴别诊断

(一)诊断

鉴于多数慢性胃炎患者无任何症状,或即使有症状也缺乏特异性体征,因此根据症状和体征难以做出慢性胃炎的正确诊断。慢性胃炎的确诊主要依赖于内镜检查和胃黏膜活检组织学检查,尤其是后者的诊断价值更大。

按照悉尼胃炎标准要求,完整的诊断应包括病因、部位和形态学三方面。例如,诊断为"胃窦为主慢性活动性 Hp 胃炎"和"NSAIDs 相关性胃炎"。当胃窦和胃体炎症程度相差 2 级或以上时,加上"为主"修饰词,如"慢性(活动性)胃炎,胃窦显著"。当然这些诊断结论最好是在病理报告后给出,实际的临床工作中,胃镜医师可根据胃镜下表现给予初步诊断。病理诊断则主要依据新悉尼胃炎系统,如图 3-1 所示。

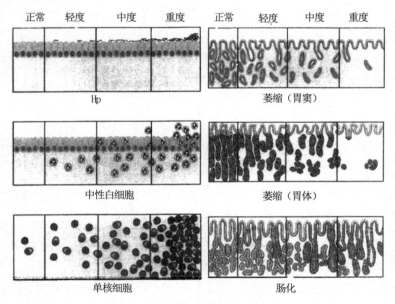

图 3-1　新悉尼胃炎系统

对于自身免疫性胃炎诊断,要予以足够的重视。因为胃体活检者甚少,或者很少开展 PCA 和 IFA 的检测,诊断该病者很少。为此,如果遇到以全身衰弱和贫血为主要表现,而上消化道症状往往不明显者,应做血清胃泌素测定和/或胃液分析,异常者进一步做维生素 B_{12} 吸收试验,血清维生素 B_{12} 浓度测定可获确诊。注意不能仅仅凭活检组织学诊断本病,特别标本数少时,这是因为 Hp 感染性胃炎后期,胃窦肠化,Hp 上移,胃体炎症变得显著,可与自身免疫性胃炎表现相重叠,但后者胃窦黏膜的变化很轻微。另外,淋巴细胞性胃炎也可出现类似情况,而其并无泌酸腺萎缩。

A 型、B 型萎缩性胃炎特点见表 3-1。

表 3-1 A 型和 B 型慢性萎缩性胃炎的鉴别

项 目	A 型慢性萎缩性胃炎	B 型慢性萎缩性胃炎
部位 胃窦	正常	萎缩
胃体	弥漫性萎缩	多样性
血清胃泌素	明显升高	不定,可以降低或不变
胃酸分泌	降低	降低或正常
自身免疫抗体(内因子抗体和壁细胞抗体)阳性率	90%	10%
恶性贫血发生率	90%	10%
可能的病因	自身免疫,遗传因素	Hp、化学损伤

(二)鉴别诊断

1.功能性消化不良

2006 年,《中国慢性胃炎共识意见》将消化不良症状与慢性胃炎做了对比:一方面慢性胃炎患者可有消化不良的各种症状;另一方面,一部分有消化不良症状者如果胃镜和病理检查无明显阳性发现,可能仅仅为功能性消化不良。当然,少数功能性消化不良患者可同时伴有慢性胃炎。但一般说来,消化不良症状的有无和严重程度与慢性胃炎的内镜所见或组织学分级并无明显相关性。

2.早期胃癌和胃溃疡

几种疾病的症状有重叠或类似,但胃镜及病理检查可鉴别。重要的是,如遇到黏膜糜烂,尤其是隆起性糜烂,要多取活检和及时复查,以排除早期胃癌。这是因为即使是病理组织学诊断,也有一定局限性。原因主要是:①胃黏膜组织学变化易受胃镜检查前夜的食物(如某些刺激性食物加重黏膜充血)性质、被检查者近日是否吸烟、胃镜操作者手法的熟练程度、患者恶心反应等诸多因素影响;②活检是点的调查,而慢性胃炎病变程度在整个黏膜面上并非一致,要多点活检才能做出全面估计,判断治疗效果时,尽量在黏膜病变较重的区域或部位活检,如果是治疗前后比较,则应在相同或相近部位活检;③病理诊断易受病理医师主观经验的影响。

3.慢性胆囊炎与胆石症

其与慢性胃炎症状十分相似,同时并存者也较多。对于中年女性诊断慢性胃炎时,要仔细询问病史,必要时行胆囊 B 超检查,以了解胆囊情况。

4.其他

慢性肝炎和慢性胰腺疾病等,也可出现与慢性胃炎类似症状,在详询病史后,行必要的影像学检查和特异的实验室检查。

七、预后

慢性萎缩性胃炎常合并肠上皮化生。慢性萎缩性胃炎绝大多数预后良好,少数可癌变,其癌变率为 $1\% \sim 3\%$。目前认为慢性萎缩性胃炎若早期发现,及时积极治疗,病变部位萎缩的腺体是可以恢复的,其可转化为非萎缩性胃炎或被治愈,改变了以往人们对慢性萎缩性胃炎不可逆转的认识。根据萎缩性胃炎每年的癌变率为 $0.5\% \sim 1\%$,那么,胃镜和病理检查的随访间期定位多长才既提高早期胃癌的诊断率,又方便患者和符合医药经济学要求。这也一直是不同地区和不同学者分歧较大的问题。在我国,城市和乡村由于胃癌发生率不同和医疗条件差异。如果纯粹从疾病进展和预防角度考虑,一般认为,不伴有肠化和异型增生的萎缩性胃炎可 $1 \sim 2$ 年做内镜和病理随访 1 次;活检有中重度萎缩伴有肠化的萎缩性胃炎 1 年左右随访 1 次;伴有轻度异型增生并剔除取于癌旁者,根据内镜和临床情况缩短至 $6 \sim 12$ 个月随访 1 次;而重度异型增生者需立即复查胃镜和病理,必要时手术治疗或内镜下局部治疗。

八、治疗

慢性非萎缩性胃炎的治疗目的是缓解消化不良症状和改善胃黏膜炎症。治疗应尽可能针对病因,遵循个体化原则。消化不良症状的处理与功能性消化不良相同。无症状、Hp 阴性的非萎缩性胃炎无须特殊治疗。

(一)一般治疗

慢性萎缩性胃炎患者,不论其病因如何,均应戒烟、忌酒,避免使用损害胃黏膜的药物如 NSAIDs 等,避免对胃黏膜有刺激性的食物和饮品,如过于酸、甜、咸、辛辣和过热、过冷食物,浓茶、咖啡等,饮食宜规律,少吃油炸、烟熏、腌制食物,不食腐烂变质的食物,多吃新鲜蔬菜和水果,所食食品要新鲜并富于营养,保证有足够的蛋白质、维生素(如维生素 C 和叶酸等)及铁质摄入,精神上乐观,生活要规律。

(二)针对病因或发病机制的治疗

1.根除 Hp

慢性非萎缩性胃炎的主要症状为消化不良,其症状应归属于功能性消化不良范畴。目前,国内外均推荐对 Hp 阳性的功能性消化不良行根除治疗。因此,有消化不良症状的 Hp 阳性慢性非萎缩性胃炎患者均应根除 Hp。另外,如果伴有胃黏膜糜烂,也该根除 Hp。大量研究结果表明,根除 Hp 可使胃黏膜组织学得到改善;对预防消化性溃疡和胃癌等有重要意义;对改善或消除消化不良症状具有费用-疗效比优势。

2.保护胃黏膜

关于胃黏膜屏障功能的研究由来已久。1964 年,美国密歇根大学 Horace Willard Davenport 博士首次提出"胃黏膜具有阻止 H^+ 自胃腔向黏膜内扩散的屏障作用"。1975 年,美国密歇根州 Upjohn 公司的 A.Robert 博士发现前列腺素可明显防止或减轻 NSAIDs 和应激等对胃黏膜的损伤,其效果呈剂量依赖性。从而提出细胞保护的概念。1996 年,加拿大的 Wallace 教授较全面阐述胃黏膜屏障,根据解剖和功能将胃黏膜的防御修复分为 5 个层次——黏液-HCO_3^- 屏障、单层柱状上皮屏障、胃黏膜血流量、免疫细胞-炎症反应和修复重建因子作用等。至关重要的上皮屏障主要包括胃上皮细胞顶膜能抵御高浓度酸、胃上皮细胞之间紧密连接、胃上皮抗原呈递,免疫探及并限制潜在有害物质,并且它们大约每 72 小时完全更新一次。这说明它起着关键作用。

近年来,有关前列腺素和胃黏膜血流量等成为胃黏膜保护领域的研究热点。这与 NSAIDs 的广泛应用带来的不良反应日益引起学者的重视有关。美国加州大学戴维斯分校的 Tarnawski 教授的研究显示,前列腺素保护胃黏膜抵抗致溃疡及致坏死因素损害的机制不仅是抑制胃酸分泌。当然表皮生长因子(EGF)、成纤维生长因子(bFGF)和血管内皮生长因子(VEGF)及热休克蛋白等都是重要的黏膜保护因子,在抵御黏膜损害中起重要作用。

然而,当机体遇到有害因素强烈攻击时,仅依靠自身的防御修复能力是不够的,强化黏膜防卫能力,促进黏膜的修复是治疗胃黏膜损伤的重要环节之一。具有保护和增强胃黏膜防御功能或者防止胃黏膜屏障受到损害的一类药物统称为胃黏膜保护药。包括铝碳酸镁、硫糖铝、胶体铋剂、地诺前列酮、替普瑞酮、吉法酯、谷氨酰胺类、瑞巴派特等药物。另外,吉法酯能增加胃黏膜更新,提高细胞再生能力,增强胃黏膜对胃酸的抵抗能力,达到保护胃黏膜作用。

3.抑制胆汁反流

促动力药如多潘立酮可防止或减少胆汁反流；胃黏膜保护药,特别是有结合胆酸作用的铝碳酸镁制剂,可增强胃黏膜屏障、结合胆酸,从而减轻或消除胆汁反流所致的胃黏膜损害。考来烯胺可络合反流至胃内的胆盐,防止胆汁酸破坏胃黏膜屏障,方法为每次 3～4 g,每天 3～4 次。

(三)对症处理

消化不良症状的治疗由于临床症状与慢性非萎缩性胃炎之间并不存在明确关系,因此症状治疗事实上属于功能性消化不良的经验性治疗。慢性胃炎伴胆汁反流者可应用促动力药(如多潘立酮)和/或有结合胆酸作用的胃黏膜保护药(如铝碳酸镁制剂)。

(1)有胃黏膜糜烂和/或以反酸、上腹痛等症状为主者,可根据病情或症状严重程度选用抗酸药、H_2 受体拮抗药或质子泵抑制剂(PPI)。

(2)促动力药如多潘立酮、马来酸曲美布汀、莫沙必利、盐酸伊托必利主要用于上腹饱胀、恶心或呕吐等为主要症状者。

(3)胃黏膜保护药如硫糖铝、瑞巴派特、替普瑞酮、吉法酯、依卡倍特适用于有胆汁反流、胃黏膜损害和/或症状明显者。

(4)抗抑郁药或抗焦虑治疗:可用于有明显精神因素的慢性胃炎伴消化不良症状患者,同时应予耐心解释或心理治疗。

(5)助消化治疗:对于伴有腹胀、食欲缺乏等消化不良症状而无明显上述胃灼热、反酸、上腹饥饿痛症状者,可选用含有胃酶、胰酶和肠酶等复合酶制剂治疗。

(6)其他对症治疗:包括解痉止痛、止吐、改善贫血等。

(7)对于贫血,若为缺铁,应补充铁剂。大细胞贫血者根据维生素 B_{12} 或叶酸缺乏分别给予补充。

第五节　消化性溃疡

消化性溃疡主要指发生在胃和十二指肠的慢性溃疡,即胃溃疡(GU)和十二指肠溃疡(DU),因溃疡形成与胃酸/胃蛋白酶的消化作用有关而得名。溃疡的黏膜缺损超过黏膜肌层,不同于糜烂。

一、流行病学

消化性溃疡是全球性常见病。西方国家资料显示,自 20 世纪 50 年代以后,消化性溃疡发病率呈下降趋势。我国临床统计资料提示,消化性溃疡患病率在近十多年来亦开始呈下降趋势。本病可发生于任何年龄,但中年最为常见,DU多见于青壮年,而 GU 多见于中老年,后者发病高峰比前者约迟 10 年。男性患病比女性较多。临床上,DU 比 GU 为多见,两者之比为(2~3):1,但有地区差异,在胃癌高发区 GU 所占的比例有所增加。

二、病因和发病机制

在正常生理情况下,胃十二指肠黏膜经常接触有强侵蚀力的胃酸和在酸性环境下被激活、能水解蛋白质的胃蛋白酶。此外,还经常受摄入的各种有害物质的侵袭,但却能抵御这些侵袭因素的损害,维持黏膜的完整性,这是因为胃十二指肠黏膜具有一系列防御和修复机制。目前认为,胃十二指肠黏膜的这一完善而有效的防御和修复机制,足以抵抗胃酸/胃蛋白酶的侵蚀。一般而言,只有当某些因素损害了这一机制才可能发生胃酸/胃蛋白酶侵蚀黏膜而导致溃疡形成。近年的研究已经明确,Hp 和 NSAIDs 是损害胃十二指肠黏膜屏障从而导致消化性溃疡发病的最常见病因。少见的特殊情况,当过度胃酸分泌远远超过黏膜的防御和修复作用也可能导致消化性溃疡发生。现将这些病因及其导致溃疡发生的机制分述如下。

(一)Hp

确认 Hp 为消化性溃疡的重要病因主要基于两方面的证据:①消化性溃疡患者的 Hp 检出率显著高于对照组的普通人群,在 DU 的检出率约为 90%、GU为 70%~80%(Hp 阴性的消化性溃疡患者往往能找到 NSAIDs 服用史等其他原因);②大量临床研究肯定,成功根除 Hp 后溃疡复发率明显下降,用常规抑酸治疗后愈合的溃疡年复发率为 50%~70%,而根除 Hp 可使溃疡复发率降至5%以下,这就表明去除病因后消化性溃疡可获治愈。至于何以在感染 Hp 的人群中仅有少部分人(约 15%)发生消化性溃疡,一般认为,这是 Hp、宿主和环境因素三者相互作用的不同结果。

Hp 感染导致消化性溃疡发病的确切机制尚未阐明。目前比较普遍接受的一种假说试图将 Hp、宿主和环境 3 个因素在 DU 发病中的作用统一起来。该假说认为,胆酸对 Hp 生长具有强烈的抑制作用,因此正常情况下 Hp 无法在十二指肠生存,十二指肠球部酸负荷增加是 DU 发病的重要环节,因为酸可使结合胆酸沉淀,从而有利于 Hp 在十二指肠球部生长。Hp 只能在胃上皮组织定植,因此在十二指肠球部存活的 Hp 只有当十二指肠球部发生胃上皮化生才能定植下来,而据认为十二指肠球部的胃上皮化生是十二指肠对酸负荷的一种代偿反应。十二指肠球部酸负荷增加的原因,一方面与 Hp 感染引起慢性胃窦炎有关,Hp 感染直接或间接作用于胃窦 D、G 细胞,削弱了胃酸分泌的负反馈调节,从而导致餐后胃酸分泌增加;另一方面,吸烟、应激和遗传等因素均与胃酸分泌增加有关。定植在十二指肠球部的 Hp 引起十二指肠炎症,炎症削弱了十二指肠黏膜的防御和修复功能,在胃酸/胃蛋白酶的侵蚀下最终导致 DU 发生。十二指肠炎症同时导致十二指肠黏膜分泌碳酸氢盐减少,间接增加十二指肠的酸负荷,进一步促进 DU 的发生和发展过程。

对 Hp 引起 GU 的发病机制研究较少,一般认为是 Hp 感染引起的胃黏膜炎症削弱了胃黏膜的屏障功能,胃溃疡好发于非泌酸区与泌酸区交界处的非泌酸区侧,反映了胃酸对屏障受损的胃黏膜的侵蚀作用。

（二）NSAIDs

NSAIDs 是引起消化性溃疡的另一个常见病因。大量研究资料显示,服用 NSAIDs 患者发生消化性溃疡及其并发症的危险性显著高于普通人群。临床研究报道,在长期服用 NSAIDs 患者中 10%～25% 可发现胃或十二指肠溃疡,有 1%～4% 的患者发生出血、穿孔等溃疡并发症。NSAIDs 引起的溃疡以 GU 较 DU 多见。溃疡形成及其并发症发生的危险性除与服用 NSAIDs 种类、剂量、疗程有关外,尚与高龄、同时服用抗凝血药、糖皮质激素等因素有关。

NSAIDs 通过削弱黏膜的防御和修复功能而导致消化性溃疡发病,损害作用包括局部作用和系统作用两方面,系统作用是主要致溃疡机制,主要是通过抑制环氧合酶（COX）而起作用。COX 是花生四烯酸合成前列腺素的关键限速酶,COX 有两种异构体,即结构型 COX-1 和诱生型 COX-2。COX-1 在组织细胞中恒量表达,催化生理性前列腺素合成而参与机体生理功能调节;COX-2 主要在病理情况下由炎症刺激诱导产生,促进炎症部位前列腺素的合成。传统的 NSAIDs 如阿司匹林、吲哚美辛等旨在抑制COX-2而减轻炎症反应,但特异性差,同时抑制了 COX-1,导致胃肠黏膜生理性前列腺素 E 合成不足。后者通过增加黏液和碳酸氢盐分泌、促进黏膜血流增加、细胞保护等作用在维持黏膜防御和修复功能中起重要作用。

NSAIDs 和 Hp 是引起消化性溃疡发病的两个独立因素,至于两者是否有协同作用则尚无定论。

(三)胃酸/胃蛋白酶

消化性溃疡的最终形成是由于胃酸/胃蛋白酶对黏膜自身消化所致。因胃蛋白酶活性是 pH 依赖性的,在 pH>4 时便失去活性,因此,在探讨消化性溃疡发病机制和治疗措施时主要考虑胃酸。无酸情况下罕有溃疡发生及抑制胃酸分泌药物能促进溃疡愈合的事实均确证胃酸在溃疡形成过程中的决定性作用,是溃疡形成的直接原因。胃酸的这一损害作用一般只有在正常黏膜防御和修复功能遭受破坏时才能发生。

DU 患者中约有 1/3 存在五肽胃泌素刺激的最大酸排量(MAO)增高,其余患者 MAO 多在正常高值,DU 患者胃酸分泌增高的可能因素及其在 DU 发病中的间接及直接作用已如前述。GU 患者基础酸排量(BAO)及 MAO 多属正常或偏低。对此,可能解释为 GU 患者多伴多灶萎缩性胃炎,因而胃体壁细胞泌酸功能已受影响,而 DU 患者多为慢性胃窦炎,胃体黏膜未受损或受损轻微因而仍能保持旺盛的泌酸能力。少见的特殊情况如胃泌素瘤患者,极度增加的胃酸分泌的攻击作用远远超过黏膜的防御作用,而成为溃疡形成的起始因素。近年来,非Hp、NSAIDs(也非胃泌素瘤)相关的消化性溃疡报道有所增加,这类患者病因未明,是否与高酸分泌有关尚有待研究。

(四)其他因素

下列因素与消化性溃疡发病有不同程度的关系。

(1)吸烟:吸烟者消化性溃疡发生率比不吸烟者高,吸烟影响溃疡愈合和促进溃疡复发。吸烟影响溃疡形成和愈合的确切机制未明,可能与吸烟增加胃酸分泌、减少十二指肠及胰腺碳酸氢盐分泌、影响胃十二指肠协调运动、黏膜损害性氧自由基增加等因素有关。

(2)遗传:遗传因素曾一度被认为是消化性溃疡发病的重要因素,但随着 Hp 在消化性溃疡发病中的重要作用得到认识,遗传因素的重要性受到挑战。例如,消化性溃疡的家族史可能是 Hp 感染的"家庭聚集"现象;O 型血胃上皮细胞表面表达更多黏附受体而有利于 Hp 定植。因此,遗传因素的作用尚有待进一步研究。

(3)急性应激可引起应激性溃疡已是共识。但在慢性溃疡患者,情绪应激和心理障碍的致病作用却无定论。临床观察发现长期精神紧张、过劳,确实易使溃疡发作或加重,但这多在慢性溃疡已经存在时发生,因此情绪应激可能主要起诱因作用,可能通过神经内分泌途径影响胃十二指肠分泌、运动和黏膜血流的调节。

(4)胃十二指肠运动异常:研究发现部分 DU 患者胃排空增快,这可使十二指肠球部酸负荷增大;部分 GU 患者有胃排空延迟,这可增加十二指肠液反流入胃,加重胃黏膜屏障损害。但目前认为,胃肠运动障碍不大可能是原发病因,但可加重 Hp 或 NSAIDs 对黏膜的损害。

概言之,消化性溃疡是一种多因素疾病,其中 Hp 感染和服用 NSAIDs 是已知的主要病因,溃疡发生是黏膜侵袭因素和防御因素失平衡的结果,胃酸在溃疡形成中起关键作用。

三、病理

DU 发生在球部,前壁比较常见;GU 多在胃角和胃窦小弯。组织学上,GU大多发生在幽门腺区(胃窦)与泌酸腺区(胃体)交界处的幽门腺区一侧。幽门腺区黏膜可随年龄增长而扩大(假幽门腺化生和/或肠化生),使其与泌酸腺区之交界线上移,故老年患者 GU 的部位多较高。溃疡一般为单个,也可多个,呈圆形或椭圆形。DU 直径多<10 mm,GU 要比 DU 稍大。亦可见到直径>2 cm 的巨大溃疡。溃疡边缘光整、底部洁净,由肉芽组织构成,上面覆盖有灰白色或灰黄色纤维渗出物。活动性溃疡周围黏膜常有炎症水肿。溃疡浅者累及黏膜肌层,深者达肌层甚至浆膜层,溃破血管时引起出血,穿破浆膜层时引起穿孔。溃疡愈合时周围黏膜炎症、水肿消退,边缘上皮细胞增生覆盖溃疡面,其下的肉芽组织纤维转化,变为瘢痕,瘢痕收缩使周围黏膜皱襞向其集中。

四、临床表现

上腹痛是消化性溃疡的主要症状,但部分患者可无症状或症状较轻以致不为患者所注意,而以出血、穿孔等并发症为首发症状。典型的消化性溃疡有如下临床特点:①慢性过程,病史可达数年至数十年;②周期性发作,发作与自发缓解相交替,发作期可为数周或数月,缓解期亦长短不一,短者数周、长者数年;发作常有季节性,多在秋冬或冬春之交发病,可因精神情绪不良或过劳而诱发;③发作时上腹痛呈节律性,表现为空腹痛即餐后 2~4 小时或(及)午夜痛,腹痛多为进食或服用抗酸药所缓解,典型节律性表现在 DU 多见。

(一)症状

上腹痛为主要症状,性质多为灼痛,亦可为钝痛、胀痛、剧痛或饥饿样不适感。多位于中上腹,可偏右或偏左。一般为轻至中度持续性痛。疼痛常有典型的节律性如上述。腹痛多在进食或服用抗酸药后缓解。

部分患者无上述典型表现的疼痛,而仅表现为无规律性的上腹隐痛或不适。具或不具典型疼痛者均可伴有反酸、嗳气、上腹胀等症状。

(二)体征

溃疡活动时上腹部可有局限性轻压痛,缓解期无明显体征。

五、特殊类型的消化性溃疡

(一)复合溃疡

复合溃疡指胃和十二指肠同时发生的溃疡。DU 往往先于 GU 出现。幽门梗阻发生率较高。

(二)幽门管溃疡

幽门管位于胃远端,与十二指肠交界,长约 2 cm。幽门管溃疡与 DU 相似,胃酸分泌一般较高。幽门管溃疡上腹痛的节律性不明显,对药物治疗反应较差,呕吐较多见,较易发生幽门梗阻、出血和穿孔等并发症。

(三)球后溃疡

DU 大多发生在十二指肠球部,发生在球部远段十二指肠的溃疡称球后溃疡。多发生在十二指肠乳头的近端。具 DU 的临床特点,但午夜痛及背部放射痛多见,对药物治疗反应较差,较易并发出血。

(四)巨大溃疡

巨大溃疡指直径＞2 cm 的溃疡。对药物治疗反应较差、愈合时间较慢,易发生慢性穿透或穿孔。胃的巨大溃疡注意与恶性溃疡鉴别。

(五)老年人消化性溃疡

近年,老年人发生消化性溃疡的报道增多。临床表现多不典型,GU 多位于胃体上部甚至胃底部,溃疡常较大,易误诊为胃癌。

(六)无症状性溃疡

约有 15% 消化性溃疡患者可无症状,而以出血、穿孔等并发症为首发症状。可见于任何年龄,以老年人较多见;NSAIDs 引起的溃疡近半数无症状。

六、实验室和其他检查

(一)胃镜检查

胃镜检查是确诊消化性溃疡首选的检查方法。胃镜检查不仅可对胃十二指肠黏膜直接观察、摄像,还可在直视下取活组织作病理学检查及 Hp 检测,因此胃镜检查对消化性溃疡的诊断及胃良、恶性溃疡鉴别诊断的准确性高于 X 线钡餐检查。例如,在溃疡较小或较浅时钡餐检查有可能漏诊;钡餐检查发现十二指肠球部畸形可有多种解释;活动性上消化道出血是钡餐检查的禁忌证;胃的良、恶性溃疡鉴别必须由活组织检查来确定。

内镜下消化性溃疡多呈圆形或椭圆形,也有呈线形,边缘光整,底部覆有灰黄色或灰白色渗出物,周围黏膜可有充血、水肿,可见皱襞向溃疡集中。内镜下溃疡可分为活动期(A)、愈合期(H)和瘢痕期(S)3 个病期,其中每个病期又可分为 1 和 2 两个阶段。

(二)X 线钡餐检查

X 线钡餐检查适用于对胃镜检查有禁忌或不愿接受胃镜检查者。溃疡的 X 线征象有直接和间接两种:龛影是直接征象,对溃疡有确诊价值;局部压痛、十二指肠球部激惹和球部畸形、胃大弯侧痉挛性切迹均为间接征象,仅提示可能有溃疡。

(三)Hp 检测

Hp 检测应列为消化性溃疡诊断的常规检查项目,因为有无 Hp 感染决定治疗方案的选择。检测方法分为侵入性和非侵入性两大类。前者需通过胃镜检查取胃黏膜活组织进行检测,主要包括快呋塞米素酶试验、组织学检查和 Hp 培养;后者主要有 ^{13}C 或 ^{14}C 尿素呼气试验、粪便 Hp 抗原检测及血清学检查(定性检测血清抗 Hp IgG 抗体)。

快呋塞米素酶试验是侵入性检查的首选方法,操作简便、费用低。组织学检查可直接观察 Hp,与快呋塞米素酶试验结合,可提高诊断准确率。Hp 培养技术要求高,主要用于科研。^{13}C 或 ^{14}C 尿素呼气试验检测 Hp 敏感性及特异性高而无须胃镜检查,可作为根除治疗后复查的首选方法。

应注意,近期应用抗生素、质子泵抑制剂、铋剂等药物,因有暂时抑制 Hp 作用,会使上述检查(血清学检查除外)呈假阴性。

(四)胃液分析和血清胃泌素测定

胃液分析和血清胃泌素测定一般仅在疑有胃泌素瘤时做鉴别诊断之用。

七、诊断和鉴别诊断

慢性病程、周期性发作的节律性上腹疼痛,且上腹痛可为进食或抗酸药所缓解的临床表现是诊断消化性溃疡的重要临床线索。但应注意，一方面有典型溃疡样上腹痛症状者不一定是消化性溃疡，另一方面部分消化性溃疡患者症状可不典型甚至无症状。因此，单纯依靠病史难以做出可靠诊断。确诊有赖胃镜检查。X线钡餐检查发现龛影亦有确诊价值。

鉴别诊断本病主要临床表现为慢性上腹痛，当仅有病史和体检资料时，需与其他有上腹痛症状的疾病如肝、胆、胰、肠疾病和胃的其他疾病相鉴别。功能性消化不良临床常见且临床表现与消化性溃疡相似，应注意鉴别。如做胃镜检查，可确定有无胃十二指肠溃疡存在。

胃镜检查如见胃十二指肠溃疡，应注意与引起胃十二指肠溃疡的少见特殊病因或以溃疡为主要表现的胃十二指肠肿瘤鉴别。其中，与胃癌、胃泌素瘤的鉴别要点如下。

(一)胃癌

内镜或X线检查见到胃的溃疡，必须进行良性溃疡(胃溃疡)与恶性溃疡(胃癌)的鉴别。Ⅲ型(溃疡型)早期胃癌单凭内镜所见与良性溃疡鉴别有困难，放大内镜和染色内镜对鉴别有帮助，但最终必须依靠直视下取活组织检查鉴别。恶性溃疡的内镜特点为：①溃疡形状不规则，一般较大；②底凹凸不平、苔污秽；③边缘呈结节状隆起；④周围皱襞中断；⑤胃壁僵硬、蠕动减弱(X线钡餐检查亦可见上述相应的X线征)。活组织检查可以确诊，但必须强调，对于怀疑胃癌而一次活检阴性者，必须在短期内复查胃镜进行再次活检；即使内镜下诊断为良性溃疡且活检阴性，仍有漏诊胃癌的可能，因此对初诊为胃溃疡者，必须在完成正规治疗的疗程后进行胃镜复查，胃镜复查溃疡缩小或愈合不是鉴别良、恶性溃疡的最终依据，必须重复活检加以证实。

(二)胃泌素瘤

胃泌素瘤亦称Zollinger-Ellison综合征，是胰腺非β细胞瘤分泌大量胃泌素所致。肿瘤往往很小(直径<1 cm)，生长缓慢，半数为恶性。大量胃泌素可刺激壁细胞增生，分泌大量胃酸，使上消化道经常处于高酸环境，导致胃十二指肠球部和不典型部位(十二指肠降段、横段、甚或空肠近端)发生多发性溃疡。胃泌素瘤与普通消化性溃疡的鉴别要点是该病溃疡发生于不典型部位，具难治性特点，有过高胃酸分泌(BAO和MAO均明显升高，且BAO/MAO>60%)及高空腹血清胃泌素(>200 $\rho g/mL$，常>500 $\rho g/mL$)。

八、并发症

(一)出血

溃疡侵蚀周围血管可引起出血。出血是消化性溃疡最常见的并发症,也是上消化道大出血最常见的病因(约占所有病因的 50%)。

(二)穿孔

溃疡病灶向深部发展穿透浆膜层则并发穿孔。溃疡穿孔临床上可分为急性、亚急性和慢性 3 种类型,以第一种常见。急性穿孔的溃疡常位于十二指肠前壁或胃前壁,发生穿孔后胃肠的内容物漏入腹腔而引起急性腹膜炎。十二指肠或胃后壁的溃疡深至浆膜层时已与邻近的组织或器官发生粘连,穿孔时胃肠内容物不流入腹腔,称为慢性穿孔,又称为穿透性溃疡。这种穿透性溃疡改变了腹痛规律,变得顽固而持续,疼痛常放射至背部。邻近后壁的穿孔或游离穿孔较小,只引起局限性腹膜炎时称亚急性穿孔,症状较急性穿孔轻而体征较局限,且易漏诊。

(三)幽门梗阻

幽门梗阻主要是由 DU 或幽门管溃疡引起。溃疡急性发作时可因炎症水肿和幽门部痉挛而引起暂时性梗阻,可随炎症的好转而缓解;慢性梗阻主要由于瘢痕收缩而呈持久性。幽门梗阻临床表现为餐后上腹饱胀、上腹疼痛加重,伴有恶心、呕吐,大量呕吐后症状可以改善,呕吐物含发酵酸性宿食。严重呕吐可致失水和低氯低钾性碱中毒。可发生营养不良和体质量减轻。体检可见胃型和胃蠕动波,清晨空腹时检查胃内有振水声。进一步做胃镜或 X 线钡剂检查可确诊。

(四)癌变

少数 GU 可发生癌变,DU 则否。GU 癌变发生于溃疡边缘,据报道癌变率在 1% 左右。长期慢性 GU 病史、年龄在 45 岁以上、溃疡顽固不愈者应提高警惕。对可疑癌变者,在胃镜下取多点活检做病理检查;在积极治疗后复查胃镜,直到溃疡完全愈合;必要时定期随访复查。

九、治疗

治疗的目的是消除病因、缓解症状、愈合溃疡、防止复发和防治并发症。针对病因的治疗如根除 Hp,有可能彻底治愈溃疡病,是近年消化性溃疡治疗的一大进展。

（一）一般治疗

生活要有规律，避免过度劳累和精神紧张。注意饮食规律，戒烟、酒。服用NSAIDs者尽可能停用，即使未用亦要告诫患者今后慎用。

（二）治疗消化性溃疡的药物及其应用

治疗消化性溃疡的药物可分为抑制胃酸分泌的药物和保护胃黏膜的药物两大类，主要起缓解症状和促进溃疡愈合的作用，常与根除 Hp 治疗配合使用。现就这些药物的作用机制及临床应用分别简述如下。

1.抑制胃酸药物

溃疡的愈合与抑酸治疗的强度和时间成正比。抗酸药具中和胃酸作用，可迅速缓解疼痛症状，但一般剂量难以促进溃疡愈合，故目前多作为加强止痛的辅助治疗。H_2 受体阻滞剂（H_2-RA）可抑制基础及刺激的胃酸分泌，以前一作用为主，而后一作用不如 PPI 充分。使用推荐剂量各种 H_2-RA 溃疡愈合率相近，不良反应发生率均低。西咪替丁可通过血-脑屏障，偶有精神异常不良反应；与雄激素受体结合而影响性功能；经肝细胞色素 P450 酶代谢而延长华法林、苯妥英钠、茶碱等药物的肝内代谢。雷尼替丁、法莫替丁和尼扎替丁上述不良反应较少。已证明 H_2-RA 全天剂量于睡前顿服的疗效与每天 2 次分服相仿。由于该类药物价格较 PPI 便宜，临床上特别适用于根除 Hp 疗程完成后的后续治疗，及某些情况下预防溃疡复发的长程维持治疗。质子泵抑制剂（PPI）作用于壁细胞胃酸分泌终末步骤中的关键酶 H^+/K^+-ATP酶，使其不可逆失活，因此抑酸作用比 H_2-RA 更强且作用持久。与 H_2-RA 相比，PPI 促进溃疡愈合的速度较快、溃疡愈合率较高，因此特别适用于难治性溃疡或 NSAIDs 溃疡患者不能停用 NSAIDs 时的治疗。对根除 Hp 治疗，PPI 与抗生素的协同作用较 H_2-RA 好，因此是根除 Hp 治疗方案中最常用的基础药物。使用推荐剂量的各种 PPI，对消化性溃疡的疗效相仿，不良反应均少。

2.保护胃黏膜药物

硫糖铝和胶体铋目前已少用作治疗消化性溃疡的一线药物。枸橼酸铋钾（胶体次枸橼酸铋）因兼有较强抑制 Hp 作用，可作为根除 Hp 联合治疗方案的组分，但要注意此药不能长期服用，因会过量蓄积而引起神经毒性。米索前列醇具有抑制胃酸分泌、增加胃十二指肠黏膜的黏液及碳酸氢盐分泌和增加黏膜血流等作用，主要用于 NSAIDs 溃疡的预防，腹泻是常见不良反应，因会引起子宫收缩，故孕妇忌服。

(三)根除 Hp 治疗

对 Hp 感染引起的消化性溃疡,根除 Hp 不但可促进溃疡愈合,而且可预防溃疡复发,从而彻底治愈溃疡。因此,凡有 Hp 感染的消化性溃疡,无论初发或复发、活动或静止、有无并发症,均应予以根除 Hp 治疗。

1.根除 Hp 的治疗方案

已证明在体内具有杀灭 Hp 作用的抗生素有克拉霉素、阿莫西林、甲硝唑(或替硝唑)、四环素、呋喃唑酮、某些喹诺酮类如左氧氟沙星等。PPI 及胶体铋体内能抑制 Hp,与上述抗生素有协同杀菌作用。目前尚无单一药物可有效根除 Hp,因此必须联合用药。应选择 Hp 根除率高的治疗方案力求一次根除成功。研究证明以 PPI 或胶体铋为基础加上两种抗生素的三联治疗方案有较高根除率。这些方案中,以 PPI 为基础的方案所含 PPI 能通过抑制胃酸分泌提高口服抗生素的抗菌活性从而提高根除率,再者 PPI 本身具有快速缓解症状和促进溃疡愈合作用,因此是临床中最常用的方案。而其中,又以 PPI 加克拉霉素再加阿莫西林或甲硝唑的方案根除率最高。Hp 根除失败的主要原因是患者的服药依从性问题和 Hp 对治疗方案中抗生素的耐药性。因此,在选择治疗方案时要了解所在地区的耐药情况,近年世界不少国家和我国一些地区 Hp 对甲硝唑和克拉霉素的耐药率在增加,应引起注意。呋喃唑酮(200 mg/d,分 2 次)耐药性少见、价廉,国内报道用呋喃唑酮代替克拉霉素或甲硝唑的三联疗法亦可取得较高的根除率,但要注意呋喃唑酮引起的周围神经炎和溶血性贫血等不良反应。治疗失败后的再治疗比较困难,可换用另外两种抗生素(阿莫西林原发和继发耐药均极少见,可以不换)如 PPI 加左氧氟沙星(500 mg/d,每天1 次)和阿莫西林,或采用 PPI 和胶体铋合用再加四环素(1 500 mg/d,每天 2 次)和甲硝唑的四联疗法。

2.根除 Hp 治疗结束后的抗溃疡治疗

在根除 Hp 疗程结束后,继续给予一个常规疗程的抗溃疡治疗(如 DU 患者予 PPI 常规剂量,每天 1 次,总疗程 2～4 周,或 H_2-RA 常规剂量、疗程 4～6 周;GU 患者 PPI 常规剂量、每天1 次、总疗程4～6 周,或 H_2-RA 常规剂量、疗程 6～8 周)是最理想的。这在有并发症或溃疡面积大的患者尤为必要,但对无并发症且根除治疗结束时症状已得到完全缓解者,也可考虑停药以节省药物费用。

3.根除 Hp 治疗后复查

治疗后应常规复查 Hp 是否已被根除,复查应在根除 Hp 治疗结束至少 4 周后进行,且在检查前停用 PPI 或铋剂 2 周,否则会出现假阴性。可采用非侵入性的^{13}C或^{14}C尿素呼气试验,也可通过胃镜在检查溃疡是否愈合的同时取活检做尿素酶和/或组织学检查。对未排除胃恶性溃疡或有并发症的消化性溃疡应常规进行胃镜复查。

(四)NSAIDs 溃疡的治疗、复发预防及初始预防

对服用 NSAIDs 后出现的溃疡,如情况允许应立即停用 NSAIDs,如病情不允许可换用对黏膜损伤少的 NSAIDs 如特异性 COX-2 抑制剂(如塞来昔布)。对停用 NSAIDs 者,可予常规剂量常规疗程的 H_2-RA 或 PPI 治疗;对不能停用 NSAIDs 者,应选用 PPI 治疗(H_2-RA 疗效差)。因 Hp 和 NSAIDs 是引起溃疡的两个独立因素,因此应同时检测 Hp,如有 Hp 感染应同时根除 Hp。溃疡愈合后,如不能停用 NSAIDs,无论 Hp 阳性还是阴性都必须继续 PPI 或米索前列醇长程维持治疗以预防溃疡复发。对初始使用 NSAIDs 的患者是否应常规给药预防溃疡的发生仍有争论。已明确的是,对于发生 NSAIDs 溃疡并发症的高危患者,如既往有溃疡病史、高龄、同时应用抗凝血药(包括低剂量的阿司匹林)或糖皮质激素者,应常规予抗溃疡药物预防,目前认为 PPI 或米索前列醇预防效果较好。

(五)溃疡复发的预防

有效根除 Hp 及彻底停服 NSAIDs,可消除消化性溃疡的两大常见病因,因而能大大减少溃疡复发。对溃疡复发同时伴有 Hp 感染复发(再感染或复燃)者,可予根除 Hp 再治疗。下列情况则需用长程维持治疗来预防溃疡复发:①不能停用 NSAIDs 的溃疡患者,无论 Hp 阳性还是阴性(如前述);②Hp 相关溃疡,Hp 感染未能被根除;③Hp 阴性的溃疡(非 Hp、非 NSAIDs 溃疡);④Hp 相关溃疡,Hp 虽已被根除,但曾有严重并发症的高龄或有严重伴随病患者。长程维持治疗一般以 H_2-RA 或 PPI 常规剂量的半量维持,而 NSAIDs 溃疡复发的预防多用 PPI 或米索前列醇,已如前述。

(六)外科手术指征

由于内科治疗的进展,目前外科手术主要限于少数有并发症者,包括:①大量出血经内科治疗无效;②急性穿孔;③瘢痕性幽门梗阻;④胃溃疡癌变;⑤严格内科治疗无效的顽固性溃疡。

十、预后

由于内科有效治疗的发展,预后远较过去为佳,病死率显著下降。死亡主要见于高龄患者,死亡的主要原因是并发症,特别是大出血和急性穿孔。

第六节　溃疡性结肠炎

一、病因和发病机制

(一)病因

溃疡性结肠炎(UC)的病因尚不十分明确,可能与基因因素、心理因素、自身免疫因素、感染因素等有关。

(二)发病机制

肠道菌群失调后,一些肠道有害菌或致病菌分泌的毒素、脂多糖等激活了肠黏膜免疫和肠道产酪酸菌减少,引起易感患者肠免疫功能紊乱造成的肠黏膜损伤。

二、临床表现

(一)临床症状

本病多发病缓慢,偶有急性发作者,病程多呈迁延发作与缓解期交替发作。

1.消化系统表现

腹泻、腹痛和便血为最常见症状。初期症状较轻,粪便表面有黏液,以后大便次数增多,粪中常混有脓血和黏液,可呈糊状软便。重者腹胀、食欲缺乏、恶心、呕吐,体检可发现左下腹压痛,可有腹肌紧张、反跳痛等。

2.全身表现

全身表现可有发热、贫血、消瘦和低蛋白血症、精神焦虑等。急性暴发型重症患者,出现发热,水、电解质失衡,维生素和蛋白质从肠道丢失,贫血,体质量下降等。

3.肠外表现

肠外表现可有关节炎、结节性红斑、口腔黏膜复发性溃疡、巩膜外层炎、前葡萄膜炎等。这些肠外表现在结肠炎控制或结肠切除后可以缓解和恢复;强直性脊柱炎、原发性硬化性胆管炎及少见的淀粉样变性等可与溃疡性结肠炎共存,但与溃疡性结肠炎本身的病情变化无关。

(二)体征

轻型患者除左下腹有轻压痛外,无其他阳性体征。重症和暴发型患者,可有明显鼓肠、腹肌紧张、腹部压痛和反跳痛。有些患者可触及痉挛或肠壁增厚的乙状结肠和降结肠,肠鸣音亢进,肝脏可因脂肪浸润或并发慢性肝炎而肿大。直肠指检常有触痛,肛门括约肌常痉挛,但在急性中毒症状较重的患者可松弛,指套染血。

(三)并发症

并发症主要包括中毒性巨结肠、大出血、穿孔、癌变等。

三、诊断要点

(一)症状

有持续或反复发作的腹痛、腹泻,排黏液血便,伴里急后重,重者伴有恶心、呕吐等症状,病程多在4周以上。可有关节、皮肤、眼、口及肝胆等肠外表现。需再根据全身表现来综合判断。

(二)体征

轻型患者常有左下腹或全腹压痛伴肠鸣音亢进。重型和暴发型患者可有腹肌紧张、反跳痛,或可触及痉挛或肠壁增厚的乙状结肠和降结肠。直肠指检常有压痛。

(三)实验室检查

血常规示小细胞性贫血,中性粒细胞增高。红细胞沉降率增快。血清蛋白降低,球蛋白升高。严重者可出现电解质紊乱,低血钾。大便外观有黏液脓血,镜下见红细胞、白细胞及脓细胞。

(四)放射学钡剂检查

急性期一般不宜做钡剂检查。特别注意的是重度溃疡性结肠炎在做钡灌肠时,有诱发肠扩张与穿孔的可能性。钡灌肠对本病的诊断和鉴别诊断有重要价值。尤其是对克罗恩病、结肠恶变有意义。临床静止期可做钡灌肠检查,以判断近端结肠病变,排除克罗恩病者宜再做全消化道钡餐检查。钡剂灌肠检查可见黏膜粗糙水肿、多发性细小充盈缺损、肠管短缩、袋囊变浅或消失呈铅管状等。

(五)内镜检查

临床上多数病变在直肠和乙状结肠,采用乙状结肠镜检查很有价值,对于慢性或疑为全结肠溃疡患者,宜行纤维结肠镜检查。内镜检查有确诊价值,通过直视下反复观察结肠的肉眼变化及组织学改变,既能了解炎症的性质和动态变化,又可早期发现恶变前病变,能在镜下准确地采集病变组织和分泌物以利排除特异性肠道感染性疾病。检查可见病变,病变多从直肠开始呈连续性、弥漫性分布,黏膜血管纹理模糊、紊乱或消失、充血、水肿、质脆、出血、脓性分泌物附着,亦常见黏膜粗糙,呈细颗粒状等炎症表现。病变明显处可见弥漫性、多发性糜烂或溃疡。重者有多发性糜烂或溃疡,缓解期患者结肠袋囊变浅或消失,可有假息肉或桥形黏膜等。肠镜图片见图 3-2。

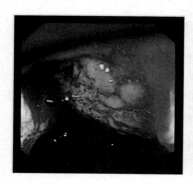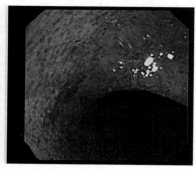

图 3-2　溃疡性结肠炎肠镜所见

(六)黏膜活检和手术取标本

1.黏膜组织学检查

本病活动期和缓解期有不同表现。

(1)活动期表现:①固有膜内有弥漫性慢性炎性细胞、中性粒细胞、嗜酸性粒细胞浸润;②隐窝有急性炎性细胞浸润,尤其是上皮细胞间有中性粒细胞浸润及隐窝炎,甚至形成隐窝脓肿,脓肿可溃入固有膜;③隐窝上皮增生,杯状细胞减少;④可见黏膜表层糜烂、溃疡形成和肉芽组织增生。

(2)缓解期表现:①中性粒细胞消失,慢性炎性细胞减少;②隐窝大小、形态不规则,排列紊乱;③腺上皮与黏膜肌层间隙增宽;④潘氏细胞化生。

2.手术切除标本病理检查

手术切除标本病理检查可根据黏膜组织学特点进行。

(七)诊断方法

在排除细菌性痢疾、阿米巴痢疾、慢性血吸虫病、肠结核等感染性结肠炎及结肠克罗恩病(CD)、缺血性结肠炎、放射性结肠炎等疾病基础上,具体诊断方法如下。

(1)具有临床表现、肠镜检查及放射学钡剂检查三者之一者可拟诊。

(2)如果加上黏膜活检或手术取标本做病理者可确诊。

(3)初发病例、临床表现和结肠镜改变均不典型者,暂不诊断为 UC,但须随访 3～6 个月,观察发作情况。

(4)结肠镜检查发现的轻度慢性直、乙状结肠炎不能与 UC 等同,应观察病情变化,认真寻找病因。

四、治疗原则

UC 的治疗应掌握好分级、分期、分段治疗的原则。分级指按疾病的严重度,采用不同药物和不同治疗方法;分期指疾病分为活动期和缓解期,活动期以控制炎症及缓解症状为主要目标,缓解期应继续维持缓解,预防复发;分段治疗指确定病变范围以选择不同给药方法,远段结肠炎可采用局部治疗,广泛性结肠炎或有肠外症状者则以系统性治疗为主。溃疡性直肠炎治疗原则和方法与远段结肠炎相同,局部治疗更为重要,优于口服用药。

(一)一般治疗

休息,进柔软、易消化、富含营养的食物,补充多种维生素。贫血严重者可输血,腹泻严重者应补液,纠正电解质紊乱。

(二)药物治疗

1.活动期的治疗

(1)轻度 UC:可选用柳氮磺胺吡啶(SASP)制剂,每天 3～4 g,分次口服;或用相当剂量的 5-氨基水杨酸(5-ASA)制剂。病变分布于远端结肠者可酌用 SASP 栓剂 0.5～1.0 g,2 次/天。氢化可的松琥珀酸钠盐 100～200 mg 保留灌肠,每晚 1 次。亦可用中药保留灌肠治疗。

(2)中度 UC:可用上述剂量水杨酸类制剂治疗,疗效不佳者,适当加量或改口服类固醇皮质激素,常用泼尼松 30～40 mg/d,分次口服。

(3)重度 UC:①如患者尚未用过口服类固醇激素,可用口服泼尼松龙 40～60 mg/d,观察 7～10 天;亦可直接静脉给药;已使用者应静脉滴注氢化可的松 300 mg/d 或甲泼尼龙 48 mg/d。②肠外应用广谱抗生素控制肠道继发感染,如氨苄西林、硝基咪唑及喹诺酮类制剂。③应嘱患者卧床休息,适当补液、补充电解质,防止电解质紊乱;便血量大者应考虑输血;营养不良病情较重者进要素饮食,必要时可给予肠外营养。④静脉类固醇激素使用 7～10 天后无效者可考虑应用环孢素静脉滴注,每天 $2\sim4$ mg/kg,应注意监测血药浓度。⑤慎用解痉剂及止泻剂,避免诱发中毒性巨结肠。如上述药物治疗效果不佳时,应及时予内外科会诊,确定结肠切除手术的时机与方式。

综上所述,对于各类型 UC 的药物治疗方案可以总结见表 3-2。

表 3-2　各类型 UC 药物治疗方案

类型	药物治疗方案
轻度 UC	柳氮磺胺吡啶片 1.0 g,口服,1 次/天或相当 5-氨基水杨酸(美沙拉嗪)(5-ASA)
中度 UC	柳氮磺胺吡啶片 1.0 g,口服,1 次/天或相当 5-ASA;醋酸泼尼松片 10 mg,口服,2 次/天
重度 UC	甲泼尼龙 48 mg/d(或者氢化可的松 300 mg/d);静脉滴注广谱抗生素(喹诺酮或头孢类＋硝基咪唑类)

2.缓解期的治疗

症状缓解后,维持治疗的时间至少 1 年,一般认为类固醇类无维持治疗效果,在症状缓解后逐渐减量,应尽可能过渡到用 SASP 维持治疗。维持治疗剂量一般为口服每天 $1.0\sim3.0$ g,亦可用相当剂量的 5-氨基水杨酸类药物。6-巯基嘌呤(6-MP)或巯唑嘌呤等用于对上述药物不能维持或对类固醇激素依赖者。

3.手术治疗

大出血、穿孔、明确的或高度怀疑癌变者;重度 UC 伴中毒性巨结肠,静脉用药无效者;内科治疗症状顽固、体能下降、对类固醇类药物耐药或依赖者应考虑手术治疗。

第七节　肠易激综合征

一、概说

肠易激综合征(IBS)是一种以腹痛或腹部不适伴排便习惯改变和/或粪便形状改变的功能性肠病,常呈慢性间歇发作或在一定时间内持续发作,缺乏形态学和生化学改变,经检查排除器质性疾病。

本病特征是肠的易激性,症状出现或加重常与精神因素或应激状态有关,患者常伴有疲乏、头痛、心悸、尿频、呼吸不畅等胃肠外表现。IBS 临床上相当常见,在西方国家初级医疗和消化专科门诊中,IBS患者分别占12%和28%。总体看来,IBS在人群的总体发病率多在5%～25%,发达国家的发病率要高于发展中国家。1996年北京的流行病学调查显示人群发病率按Manning标准和罗马标准分别为0.82%和7.26%,2001年广东的调查显示按罗马Ⅱ标准患病率为5.6%,就诊率为22.4%。近年来的流行病学调查均显示年龄与发病无明显关系,具有IBS症状的患者中女性多于男性,男女比例为1∶(1.2～2)。

二、诊断

临床上迄今无统一的IBS诊断标准,临床诊断IBS应重视病史采集和体格检查,并有针对性地进行排除器质性疾病的辅助实验室检查。

本病起病缓慢,症状呈间歇性发作,有缓解期。症状出现与精神因素、心理应激有关。

(一)症状

1.腹痛

腹痛为主要症状,多诉中腹或下腹疼痛,常伴排便异常、腹胀。腹痛易在进食后出现,热敷、排便、排气或灌肠后缓解,不会在睡眠中发作。疼痛的特点是在某一具体患者疼痛常是固定不变的,不会进行性加重。

2.腹泻

粪量少,呈糊状,含较多黏液,可有经常或间歇性腹泻,可因进食而诱发,无夜间腹泻;可有腹泻和便秘交替现象。

3.便秘

大便如羊粪,质地坚硬,可带较多黏液,排便费力,排便未尽感明显,可为间歇性或持续性便秘,或间中与短期腹泻交替。

除上述症状外,部分尚有上腹不适、嗳气、恶心等消化不良症状,有的则还有心悸、胸闷、多汗、面红、多尿、尿频、尿急、痛经、性功能障碍、焦虑、失眠、抑郁及皮肤表现如瘙痒、神经性皮炎等胃肠外表现。胃肠外表现较器质性肠病多见。

(二)体征

可触及乙状结肠并有压痛,或结肠广泛压痛,或肛门指诊感觉括约肌张力增高,痛感明显;某些患者可有心动过速、血压高、多汗等征象。

临床上常依据大便特点不同将本病分为3型:便秘为主型、腹泻为主型和腹泻便秘交替型3个亚型。

(三)常见并发症

本病并发症较少,腹泻甚者可出现水、电解质平衡紊乱,病程长者可引起焦虑症。

(四)实验室和其他辅助检查

1.血液检查

血常规、红细胞沉降率无异常。

2.大便检查

粪便镜检大致正常,可含大量黏液或呈黏液管型;粪隐血、虫卵、细菌培养均呈阴性。

3.胰腺功能检查

疑有胰腺疾病时应做淀粉酶检测,还要做粪便脂肪定量,排除慢性胰腺炎。

4.X线检查

胃肠X线检查示胃肠运动加速,结肠袋减少,袋形加深,张力增强,结肠痉挛显著时,降结肠以下呈线样阴影。

5.内镜检查

结肠镜下见结肠黏膜正常。镜检时易出现肠痉挛等激惹现象。疑有肠黏膜器质性病变时应作肠黏膜活检。本病患者肠黏膜活检无异常。

6.结肠动力学检查

结肠腔内动力学及平滑肌电活动检查示结肠腔内压力波形及肠平滑肌电波异常。

诊断主要包括三方面内容:①IBS临床表现;②可追溯的心理精神因素;③实验室及辅助检查无器质性疾病的依据。

诊断标准体现的重要原则:①诊断应建立在排除器质性疾病的基础上;②IBS属于肠道功能性疾病;③强调腹痛或腹部不适与排便的关系;④该诊断标准判断的时间为6个月,近3个月有症状,反映了本病慢性、反复发作的特点;⑤该诊断标准在必备条件中没有对排便频率和粪便性状作硬性规定,提高诊断的敏感性。

三、鉴别诊断

首先必须排除肠道器质性疾病,如细菌性痢疾、炎症性肠病、结肠癌、结肠息肉病、结肠憩室、小肠吸收不良综合征。其次必须排除全身性疾病所致的肠道表现,如胃及十二指肠溃疡、胆道及胰腺疾病、妇科病(尤其是盆腔炎)、血卟啉病,以及慢性铅中毒等。

(一)慢性细菌性痢疾

二者均有不同程度的腹痛及黏液便等肠道症状。但慢性细菌性痢疾往往有急性细菌性痢疾病史,对粪便、直肠拭子或内镜检查时所取标本进行培养可分离出痢疾杆菌,必要时可进行诱发试验,即对有痢疾病史或类似症状者,口服泻剂导泻,然后检查大便常规及粪培养,阳性者为痢疾,肠易激综合征粪便常规检查及培养均正常。

(二)溃疡性结肠炎

二者均具反复发作的腹痛、腹泻、黏液便症状。肠易激综合征虽反复发作,但一般不会影响全身情况;而溃疡性结肠炎往往伴有不同程度的消瘦、贫血等全身症状。结肠内镜检查,溃疡性结肠炎镜下可见结肠黏膜粗糙,接触易出血,有黏液血性分泌物附着,多发性糜烂、溃疡,或弥漫性黏膜充血、水肿,甚至形成息肉病。组织活检以黏膜炎性反应为主,同时有糜烂、隐窝脓肿及腺体排列异常和上皮的变化。X线钡剂灌肠显示有肠管变窄、缩短、黏膜粗糙、肠袋消失和假性息肉等改变。而肠易激综合征镜下仅有轻度水肿,但无出血糜烂及溃疡等改变,黏膜活检正常。X线钡剂灌肠无阳性发现,或结肠有激惹征象。

(三)结肠癌

腹痛或腹泻是结肠癌的主要症状,直肠癌除腹痛、腹泻外,常伴有里急后重或排便不畅等症状,这些症状与肠易激综合征很相似。但结肠癌常伴有便血,后期恶性消耗症状明显。肛指检查及内镜检查有助诊断。

(四)慢性胆道疾病

慢性胆囊炎及胆石症可使胆道运动功能障碍,引起发作性、痉挛性右上腹痛,与 IBS 结肠痉挛疼痛相似,但慢性胆道疾病疼痛多发生在饱餐之后(尤其是脂肪餐后更明显)。B 型超声波、X 线胆道造影检查可明确诊断。

四、治疗

IBS 属于一种心身疾病,目前治疗方法的选择均为经验性的,治疗目的是消除患者顾虑,改善症状,提高生活质量。治疗原则是在建立良好医患关系的基础上,根据主要症状类型进行对症治疗和根据症状严重程度进行分级治疗。注意治疗措施的个体化和综合运用。

（一）建立良好的医患关系

对患者进行健康宣教、安慰和建立良好的医患关系是有效、经济的治疗方法，也是所有治疗方法得以有效实施的基础。

（二）饮食疗法

不良的饮食习惯和膳食结构可以加剧 IBS 的症状。因此，健康、平衡的饮食可有助于减轻患者的胃肠功能紊乱状态。IBS 患者宜避免：①过度饮食；②大量饮酒；③含咖啡因的食品；④高脂饮食；⑤某些具有"产气"作用的蔬菜、豆类；⑥精加工食粮和人工食品，山梨醇及果糖；⑦不耐受的食物（因不同个体而异）。增加膳食纤维化主要用于便秘为主的 IBS 患者，增加纤维摄入量的方法应个体化。

（三）药物治疗

对症状明显者，可酌情选用以下每类药物中的 1～2 种控制症状，常用药物有以下几种。

1.解痉剂

（1）抗胆碱能药物，可酌情选用下列一种。①溴丙胺太林，每次 15 mg，每天 3 次；②阿托品，每次 0.3 mg，每天 3 次，或每次 0.5 mg，肌内注射，必要时使用；③奥替溴铵（斯巴敏），每次 40 mg，每天 3 次。

（2）选择性肠道平滑肌钙离子通道拮抗剂，可选用匹维溴铵每次 50 mg，每天 3 次。离子通道调节剂马来酸曲美布汀，均有较好安全性。

2.止泻药

止泻药可用于腹泻患者，可选用：①洛哌丁胺，每次 2 mg，每天 2～3 次；②复方地芬诺酯，每次 1～2 片，每天 2～3 次。轻症腹泻患者可选吸附剂，如双八面体蒙脱石散等，但需注意便秘、腹胀等不良反应。

3.导泻药

便秘使用作用温和的轻泻、容积形成药物如欧车前制剂、甲基纤维素，渗透性轻泻剂如聚乙烯乙二醇、乳果糖或山梨醇。

4.肠道动力感觉调节药

5-HT3 受体阻滞剂阿洛司琼可改善 IBS-D 患者的腹痛情况及减少大便次数，但可引起缺血性结肠炎等严重不良反应，临床使用应注意。

5.益生菌

益生菌是一类具有调整宿主肠道微生物生态平衡而发挥生理作用的微生态

制剂,对改善 IBS 多种症状具有一定疗效,如可选用双歧三联活菌,每次 0.42 g,每天 2～4 次。

6.抗抑郁药物

对腹痛症状重而上述治疗无效,特别是伴有较明显精神症状者,可选用抗抑郁药如氟西汀,有报道氟西汀可显著改善难治性 IBS 患者的生活状况及临床症状,降低内脏的敏感性,每次 20 mg,每天 1 次;或阿普唑仑,每次 0.4 mg,每天 3 次;黛力新,每次 2.5 mg,每天 1～2 次。

(四)心理行为治疗

症状严重而顽固,经一般治疗和药物治疗无效者应考虑予心理行为治疗。这些疗法包括心理治疗、认知疗法、催眠疗法、生物反馈等。

第四章

内分泌科疾病

第一节 腺垂体功能减退症

腺垂体功能减退症指由不同病因引起腺垂体全部或大部分受损,导致一种或多种腺垂体激素分泌不足或绝对缺乏所致的临床综合征。腺垂体功能减退症是临床上较常见的内分泌疾病,其病因和临床表现多种多样。发生在成年人的腺垂体功能减退症又称为西蒙病。妇女因产后大出血引起腺垂体缺血性坏死所致的腺垂体功能减退症由英国医师 Sheehan 在 1953 最先报道,称为希恩综合征,其临床表现最为典型。严重的病例可在某些诱因促发下,或因治疗不当而诱发垂体危象。该病发病年龄以 21~40 岁最为多见,也可发生于儿童期。本节主要介绍成人腺垂体功能减退症。

一、病因与发病机制

腺垂体功能减退症是一种多病因的疾病。按照发病部位不同,一般将由腺垂体本身病变引起者称为原发性,由下丘脑、中枢神经系统病变及垂体门脉系统受损等导致的各种释放激素分泌不足引起者称为继发性。常见的病因为垂体瘤及产后垂体缺血性坏死。在发达国家,Sheehan 综合征发生率较低,仅占垂体功能低下患者的 5%。在发展中国家,过去 Sheehan 综合征较为多见,近年来由于医疗水平的提高,在城市中该病因所引起者已减少,但在农村和偏远地区仍非少见。目前,垂体瘤是造成腺垂体功能减退症的最常见病因,约占该病的 50%。

(一)垂体、下丘脑等附近肿瘤

体积较大的腺瘤常压迫正常垂体组织,或压迫到垂体柄而妨碍垂体正常组织的血液供应,或影响下丘脑释放或抑制激素的分泌而造成腺垂体功能减退。如巨大的垂体瘤、颅咽管瘤、脑膜瘤、松果体瘤、下丘脑、视交叉附近的胶质瘤和错钩瘤等。转移癌、白血病、淋巴瘤和组织细胞增多症引起的本症少见。部分患者的垂体肿瘤切除后,其腺垂体功能减退症状可以恢复,但如病程较长,正常垂体组织已发生不可逆变化,则不可恢复。由垂体肿瘤发生急性出血导致垂体卒中而引起的功能减退也不少见。成人最常见者为垂体腺瘤,其造成的腺垂体功能减退症常同时伴有肿瘤分泌的激素水平升高及其相应靶腺器官功能亢进的表现。

(二)产后腺垂体萎缩及坏死

常由于与分娩相关的产后大出血(胎盘滞留、前置胎盘)、产褥感染、羊水栓塞或感染性休克等病因所引起,垂体血管痉挛或发生弥散性血管内凝血(DIC),继而垂体门脉系统缺血而导致垂体坏死。病变发生的病理基础目前认为仍然与妊娠时的生理改变相关。在妊娠时,雌激素刺激垂体分泌催乳素增加,垂体明显增生肥大,较孕前增长 2～3 倍。增生肥大的垂体受蝶鞍骨性限制,在急性缺血肿胀时极易损伤,加以垂体门脉血管无交叉重叠,缺血时不易建立侧支循环,因此当发生分娩大出血,供应垂体前叶及垂体柄的动脉发生痉挛而闭塞,使垂体门脉系统缺血而导致垂体坏死萎缩。另一种观点认为,垂体坏死的发生与 DIC 有关,子痫、羊水栓塞、胎盘早期剥离和产褥热等都可以引起弥散性血管内凝血。由于神经垂体的血流供应不依赖门脉系统,故产后出血所引起者一般不伴有神经垂体坏死。腺垂体缺血性坏死也可发生于有血管病变的糖尿病或妊娠期糖尿病患者,其他血管病变如结缔组织病、镰状细胞贫血、颞动脉炎、海绵窦栓塞、颈动脉瘤等亦可引起本病。

(三)手术、创伤或放射性损伤

严重颅脑外伤可直接损伤到垂体组织或造成垂体柄断裂,引起腺垂体功能减退,可同时累及神经垂体而并发尿崩症。手术切除,如垂体瘤术后等发生的急性垂体前叶功能减退往往由于垂体或垂体柄损伤所致。垂体瘤放疗或鼻咽癌等颅底及颈部放疗后均可引起本症。在放疗若干年后,部分患者可出现垂体功能减退。文献报道垂体手术加放疗 5 年内垂体功能减退的发生率高达 67.55%。本病也可见于电离辐射 10 年后,可能由门脉血管炎所致。近年来随着显微外科、立体定向外科技术的发展,放疗中垂体正常组织受损的机会明显降低,从而垂体功能减退症的发生率以及严重性也有明显改善。

(四)感染和浸润性疾病

各种病毒性、结核性、化脓性脑膜炎、脑膜脑炎、流行性出血热、病毒、真菌和梅毒等均可直接破坏腺垂体或影响下丘脑引起下丘脑-垂体损伤而导致功能减退。结节病、组织细胞增多症、嗜酸性肉芽肿病、白血病、血色病以及各种脂质累积病,甚至转移性肿瘤(较常见的有乳癌和肺癌)侵犯到下丘脑和脑垂体前叶也可引起腺垂体功能减退。

(五)自身免疫性疾病

自 1962 年首次报道淋巴细胞性垂体炎以来,已有近百例此类病例,好发于女性,男女比例约为 1：7,多发生于妊娠期或产后,是一种自身免疫性疾病,也可伴有其他内分泌腺体的自身免疫性损伤(如甲状腺炎、肾上腺炎、卵巢炎、睾丸炎、萎缩性胃炎和淋巴细胞性甲状旁腺炎等)。病变垂体有大量淋巴细胞和浆细胞浸润,偶见淋巴滤泡形成,初有垂体肿大,继而纤维化和萎缩等。其临床表现类似垂体肿瘤。

(六)遗传性(先天性)腺垂体功能减退

临床报道较罕见,主要有两种。一种是由于调节垂体发育的基因突变或缺失导致垂体先天性发育不良。在腺垂体的胚胎发育中,由于同源框转录因子突变导致一种或多种垂体分泌的激素异常。$PIT1$ 基因显性突变引起生长激素(GH)、催乳素(PRL)和促甲状腺激素(TSH)缺乏,$POUF1$ 的突变可致严重的腺垂体功能减退。另一种是由于先天性下丘脑、垂体或其附近的脑组织畸形累及垂体所致,其特点是有新生儿低血糖,出生时矮小,鞍鼻,外生殖器小,伴多种垂体前叶激素缺失,完全性 GH 缺如,可伴视神经发育不全,下丘脑垂体发育异常等。

(七)特发性腺垂体功能减退症

确切病因尚不明确,可能是由于某种自身免疫现象引起,有些患者具有遗传背景。发病多与营养、心理、精神和环境因素有关。

(八)其他

一些血管病变亦可累及垂体前叶,如广泛性动脉硬化,糖尿病性血管病变可引起垂体缺血坏死,颞动脉炎、海绵窦血栓常导致垂体缺血,引起垂体梗死。

二、临床表现

本病的临床症状可分为与病因有关的表现和腺垂体功能减退的表现。本病患者如未获得及时诊断和治疗,发展至后期容易在各种诱因的促发下发生垂体危象。

(一)与病因有关的临床表现

因原发疾病不同临床表现多变。Sheehan 综合征病例有难产而产后大出血、休克或其他感染等并发症。产后患者极度虚弱,无乳汁分泌,可有低血糖症状,产后全身状态恢复差,无月经来潮。

垂体内或其附近肿瘤引起者可出现压迫症状,症状随被压迫的组织功能损伤情况而定。最常见为头痛和视神经交叉受压引起的视野缺损。X 线示蝶鞍扩大,床突被侵蚀与钙化点等病变,有时可出现颅内压增高的症状。病变累及下丘脑时可出现下丘脑综合征,如厌食或多食,睡眠节律改变,体温异常等。垂体瘤或垂体柄受损,门脉阻断时,由于多巴胺作用减弱,PRL 分泌增多,女性呈乳溢、闭经与不育,男性诉阳痿。

其他由手术、感染和创伤等引起者各有其相关病史及表现。

(二)腺垂体功能减退的表现

腺垂体功能减退的临床表现取决于患者的发病年龄、性别、腺垂体组织的毁坏程度、各种垂体激素减退的速度及相应靶腺萎缩的程度。一般认为,腺垂体组织毁坏 50% 以下时,可无任何临床表现;破坏 75% 时,症状明显;达 95% 以上时,则出现完全性、持续性严重的腺垂体功能减退表现。但上述关系并非绝对。

腺垂体激素分泌不足的表现大多是逐步出现,催乳素(PRL)和生长激素(GH)是最易累及的激素,其次为促性腺激素(LH 和 FSH)及促甲状腺激素(TSH)。促肾上腺皮质激素(ACTH)缺乏较少见。以 Sheehan 综合征为例,最早是 PRL 分泌不足而出现产后无乳、乳房萎缩,以及 GH 分泌不足出现乏力、低血糖。这是因为 PRL 和 GH 不经过靶腺,而是直接作用于器官组织的缘故。继之,LH 和 FSH 分泌不足,出现闭经、不育、性欲减退、乳房及生殖器官萎缩等。最后,往往于若干年后才出现 TSH 和 ACTH 的分泌不足的症状。ACTH 明显不足时可危及生命,而促性腺激素不足不易引起人们的注意。因此,相当一部分轻症患者仅表现为疲乏无力、体力衰退、胃纳减退、月经少和产后无乳等不易引人注意的症状,若干年后因应激诱发危象而就诊。

1. 促性腺激素和催乳素分泌不足综合征

女性患者产后无乳,乳腺萎缩,长期闭经与不育为本症的特征。毛发常脱落,尤以腋毛、阴毛为明显,眉毛稀少或脱落。女性生殖器萎缩,宫体缩小,会阴部和阴部黏膜萎缩,常伴阴道炎。男性胡须稀少,伴阳痿,睾丸松软缩小,体力衰弱,易于疲乏,精神不振等症状。性欲减退或消失,如发生在青春期前可有第二性征发育不全。雌激素不足还会导致骨质疏松,并增加冠状动脉疾病的危险性。雄激素不足使肌肉萎缩、无力。

2.促甲状腺激素分泌不足综合征

促甲状腺激素分泌不足综合征属继发性甲状腺功能减退症,临床表现常较原发性甲状腺功能减退症轻,患者常诉畏寒、乏力、皮肤干燥而粗糙、苍黄、弹性差、少光泽和少汗等,但出现典型的黏液性水肿者较少。较重病例可有食欲减退、便秘、反应迟钝、表情淡漠和记忆力减退等。部分患者可出现精神异常,表现为幻觉、妄想、木僵或躁狂,严重者可发生精神分裂症等。

3.促肾上腺皮质激素分泌不足综合征

促肾上腺皮质激素分泌不足主要影响糖皮质激素,表现为继发性皮质醇分泌不足,而盐皮质激素醛固酮所受影响较小。早期或轻症患者的症状往往不明显。患者常见症状有极度疲乏,体力软弱。有时,食欲缺乏、恶心、呕吐、体质量减轻、脉搏细弱、血压低和体质屡弱。患者的机体免疫力、防御和监护系统功能较差,故易发生感染。重症病例有低血糖症发作,对外源性胰岛素的敏感性增加。肤色变浅,面容及乳晕等处苍白,这是由于促肾上腺皮质激素-促脂素(ACTH-βLPH)中黑色素细胞刺激素(MSH)分泌减少所致,与原发性肾上腺皮质功能减退症的皮肤色素沉着迥然不同。

4.生长激素(GH)不足综合征

本病患者生长激素缺乏在儿童可引起生长障碍,表现为矮小症。但是成人生长激素不足,由于没有特征性临床表现,过去一直未受到应有的重视。垂体腺瘤及其手术和放射治疗,及其他原因所导致垂体功能减退,生长激素是最易累及的激素,许多患者甚至在垂体其他激素分泌减少不是很明显时,实际上已伴有垂体 GH 的缺乏。生长激素不足表现为身体组分的改变,包括肌肉组织异常减少、肌肉张力和运动能力常常减弱,以及腹部脂肪组织增加,引起腰围/臀围比率增加;骨密度尤其是骨小梁减少;血总胆固醇,低密度脂蛋白胆固醇水平升高;心理和行为异常;同时可使成年人纤溶酶原活性抑制剂(PAI-1)的活性增加和血纤维蛋白原升高,从而增加动脉血栓形成的概率。患者心血管疾病的发生率增高,寿命缩短。

(三)垂体危象

腺垂体功能减退危象多发生在较严重的病例。由于机体对各种刺激的应激能力下降,各种应激,如感染、劳累、腹泻、呕吐、失水、饥饿、受寒、停药、创伤、手术、麻醉及服用镇静安眠类药物、降血糖药物等常可诱发垂体危象及昏迷。

临床上可分以下几种类型:①低血糖性昏迷,最常见,在糖皮质激素和生长激素同时缺乏的患者更易发生,其原因可能是自发性的,即由于进食过少引起,或由于胰岛素所诱发;②感染性昏迷,患者由于机体抵抗力低下,易于发生感染,且感染后易于发生休克、昏迷,体温可高达40 ℃以上,脉搏往往不相应地增加,血压降低;③低体温性昏迷,此类危象常发生于冬季,起病缓慢,逐渐进入昏迷,体温很低,可在26～30 ℃;④水中毒性昏迷,由于患者缺乏皮质醇,利尿功能减退,常因摄入水过多发生,细胞外液呈低渗状态,引起细胞内水分过多,细胞代谢和功能发生障碍,患者表现为淡漠、嗜睡、恶心、呕吐、精神紊乱和抽搐,最后陷入昏迷;⑤低钠性昏迷,因胃肠紊乱、手术、感染等所致钠丢失而机体无法代偿,患者可出现周围循环衰竭,昏迷等;⑥镇静、麻醉药物性昏迷,患者对镇静、麻醉剂甚为敏感,一般常用剂量即可使患者陷入昏睡,甚至昏迷;⑦垂体卒中,由垂体肿瘤急性出血所致,起病急,患者突发严重头痛、颈项强直、眩晕和呕吐,很快陷入昏迷。临床上往往呈混合型,表现为精神失常、谵妄、高热或低温、恶心、呕吐、低血糖症状、低体温、低血压、昏厥、昏迷和惊厥等一系列症状。

三、实验室检查

下丘脑、垂体与靶腺激素测定有助于了解内分泌功能,兴奋试验进一步明确相应靶腺激素的储备及反应性,可帮助判断病变部位在下丘脑或垂体。

(一)下丘脑-垂体-性腺轴功能检查

女性需测定血促卵泡激素(FSH)、黄体生成激素(LH)及雌二醇(E_2);男性测定血FSH、LH和睾酮(T)。由于FSH和LH都是脉冲式分泌的,所以单次测定并不能反映垂体的功能状态。临床上性腺功能低下的患者,如女性检测其E_2水平低下,男性T水平降低,但FSH和LH水平在正常范围或偏低,则提示垂体储备能力降低。黄体生成激素释放激素(LHRH)兴奋试验有助于定位诊断,方法为静脉注射LHRH 100～200 μg后于0分钟、30分钟、45分钟和60分钟分别抽血测FSH、LH,在30～45分钟时出现分泌高峰为正常。如反应较弱或高峰延迟出现提示病变位于下丘脑,如对LHRH无反应,则提示病变部位在腺垂体。

(二)下丘脑-垂体-甲状腺轴功能检查

激素测定包括TSH、T_3、T_4、FT_3和FT_4,此病由于是垂体TSH减少引起T_3、T_4、FT_3、FT_4水平低下,可与原发性甲状腺功能减退症相区别,后者TSH增高。疑为下丘脑病变所致时,需做促甲状腺释放激素(TRH)兴奋试验进行鉴别。

(三)下丘脑-垂体-肾上腺皮质轴功能检查

24 小时尿游离皮质醇及血皮质醇均低于正常时血 ACTH 仍在正常范围或降低。24 小时尿游离皮质醇测定优于单次血清皮质醇测定。CRH 兴奋试验有助于判断病变部位,静脉注射 CRH 1 μg/kg 后,垂体分泌 ACTH 功能正常者,15 分钟 ACTH 可达高峰,ACTH 分泌功能减退患者则反应减退或无反应。

(四)生长激素测定

有 80% 以上的腺垂体功能减退患者 GH 储备降低。由于正常人 GH 的分泌呈脉冲式,有昼夜节律,且受年龄、饥饿和运动等因素的影响,故一次性测定血清 GH 水平并不能反映 GH 的储备能力。血清 IGF-1 浓度亦是反映生长激素水平的有价值指标。胰岛素、精氨酸、L-多巴等兴奋试验有助于评估垂体的储备能力。为确诊有无成人生长激素缺乏,应行两项 GH 兴奋试验,其中胰岛素低血糖试验虽最为可靠,但需谨慎进行,尤其对于严重腺垂体功能减退症患者、60 岁以上且存在心、脑血管潜在疾病的患者不宜采用。进一步行生长激素释放激素(GHRH)兴奋试验可有助于明确病变部位。

(五)催乳素测定

垂体组织破坏性病变时血清催乳素水平降低,而下丘脑疾病由于丧失多巴胺对 PRL 的抑制,催乳素很少降低,反而是升高的,因而催乳素的测定往往对病变的定位有帮助。TRH 及甲氧氯普胺兴奋试验可判断垂体分泌催乳素储备能力。

此外,本病患者生化检查常可发现低血糖,血钠、血氯常偏低,血钾大多正常。血常规检查多呈正常细胞正常色素型贫血,少数患者为巨幼红细胞型,一般为 $(3\sim4)\times10^{12}$/L(每立方毫米 300 万~400 万),白细胞总数偏低,分类计数中淋巴细胞及嗜酸粒细胞常偏高。

四、影像学检查

高分辨率 CT 或 MRI(必要时进行增强)是首选方法。蝶鞍的头颅 X 线和视野测定提示有无肿瘤存在。无高分辨率 CT 或 MRI 时,可采用蝶鞍多分层摄片。怀疑鞍旁血管异常或血管瘤时可行脑血管造影。

五、诊断与鉴别诊断

本病诊断包括病因确定和对内分泌功能状态的评价,主要根据临床表现结合实验室功能检测和影像学检查,但须与以下疾病鉴别。

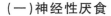

(一)神经性厌食

好发于年轻女性,表现为厌食、对体形观念异常、消瘦、乏力和畏寒,常伴有抑郁、固执,并出现性功能减退,闭经或月经稀少,第二性征发育差,乳腺萎缩,阴毛、腋毛稀少等症状。实验室检查除性腺功能减退(促性腺激素和性激素下降)较明显外,其余的垂体功能基本正常。

(二)多靶腺功能减退

患者由于多个垂体激素的靶腺出现功能低下易与本症混淆。如 Schimidt 综合征患者,常有皮肤色素加深及黏液性水肿。但本症患者往往皮肤苍白,黏液性水肿罕见。实验室检查可发现垂体激素水平升高有助于鉴别。

此外,本病在临床上还需注意与原发性甲状腺功能减退症、慢性肾上腺皮质功能减退症以及一些慢性消耗性疾病相鉴别。本病误诊的原因往往是只注意到本病的某一较突出的症状,而忽略了整体病情的全面考虑。尤其部分患者因应激发生垂体危象昏迷而首次就诊,易误诊为脑血管意外、脑膜炎和心源性疾病等。当临床上遇到原因不明的昏迷患者,应考虑到腺垂体功能减退的可能,进行详细的病史询问和全面的体检。

六、治疗

首先积极行病因治疗,如颅内肿瘤,可行手术切除或放射治疗,因感染引起者,选用有效安全的抗生素治疗。防治产后大出血及产褥热等均可防止本病的发生。近年来,在积极推广妇幼卫生和围生期保健的基础上,发病率已显著下降。垂体瘤手术、放疗中也须注意预防此症。

(一)营养及护理

患者以高热量、高蛋白质及富含维生素的膳食为宜,饮食中适量注意钠、钾和氯的补充。尽量预防感染、劳累等应激刺激。若严重贫血,则可给予输血,加强支持治疗。

(二)激素替代治疗

本病一经诊断,需马上开始进行激素替代治疗。理论上以选择腺垂体激素最为合理,但此类激素属肽类,不易补充,且价格昂贵,长期应用易产生相应抗体而失效,故目前本病仍以靶腺激素替代治疗为主。根据检查结果,在了解患者肾上腺皮质、甲状腺和性腺激素水平减退情况的基础上,选择相应的激素替代治疗。由于替代激素的药代动力学与自身分泌的激素特性之间存在差异,以及各种病因的病理生理情况不同,要求替代激素的选择和给药方法必须个体化。临床上多为混合型,因此大多应用多种靶腺激素生理性剂量联合替代治疗。

1.补充糖皮质激素

糖皮质激素是需要首先补充的激素,尤其应优先于甲状腺激素,以免诱发肾上腺危象。首选氢化可的松,也可选用可的松、泼尼松等(需经肝脏转化为氢化可的松)。剂量应个体化,一般所需剂量为氢化可的松每天 12.5～37.5 mg,或泼尼松每天 2.5～7.5 mg,服用方法应模仿生理分泌的时间,以每天 8:00 服全日量 2/3、14:00 服 1/3 较为合理。应注意,剂量需随病情而调节,当有感染、创伤等应激时,应加大剂量。根据应激刺激的大小,临时增加剂量,轻度应激(如感冒、轻度外伤等)原口服剂量加倍;中度应激(如中等手术、较重创伤等)增用氢化可的松100 mg/d,静脉滴注,分 2～3 次给药;重度应激(大手术、严重感染和重度外伤等)增用氢化可的松 200～400 mg/d,分 3～4 次静脉滴注。应激消除后在数天内逐渐递减至平时剂量。

在皮质激素替代治疗过程中,需要定期监测患者的体质量指数、腰围、血压、血糖、血电解质及血脂水平,警惕皮质激素过量引起代谢紊乱。疗效的判定主要根据临床表现评估。测定血浆 ACTH、皮质醇和尿游离皮质醇对疗效评估无意义。

2.补充甲状腺激素

该激素的补充须从小剂量开始逐渐增加剂量,以免起始剂量过大而加重肾上腺皮质负担,诱发危象。可用干甲状腺片,从每天 10～20 mg 开始,数周内逐渐增加到 60～120 mg,分次口服。如用左甲状腺素(LT$_4$),开始每天 25 μg,每 1～2 周增加 25 μg 直至每天用量 75～100 μg。对老年、心脏功能欠佳者,如初始应用大量甲状腺激素,可诱发心绞痛。对同时伴有肾上腺皮质功能减退者,应用甲状腺激素宜慎重,最好同时补充小量糖皮质激素及甲状腺激素。应强调的是,本病与原发性甲状腺功能减退症治疗有所不同,应先补充肾上腺皮质激素,然后再用甲状腺激素或两种药物同时使用,这对于低体温的患者尤为重要。若单用甲状腺激素,可加重肾上腺皮质功能不全,甚至诱发垂体危象。当遇有严寒或病情加重时,应适当增加甲状腺激素用量,但同时也要相应调整皮质激素用量,以免导致肾上腺皮质功能不全。监测血清 FT$_3$、FT$_4$ 水平来调节剂量,使 FT$_4$ 水平在正常值范围的上半部分,TSH 水平对继发性甲状腺功能减退症判断替代治疗剂量是否合适没有帮助。

3.补充性激素

育龄期妇女可采用人工月经周期治疗,己烯雌酚 0.5～1 mg 或炔雌醇每天口服 0.02～0.05 mg,连续服用 25 天,在最后 5 天(21～25 天),同时每天加用甲羟孕酮(醋酸甲羟孕酮)4～8 mg 口服,或每天加黄体酮 10 mg 肌内注射,共 5 天。停药 1 周。在停用黄体酮后,患者可出现撤退性子宫出血。现亦有多种固定配方的雌孕激素制剂便于患者使用。雌孕激素周期使用可维持第二性征和性功能。如患者有生育要求,可用人绝经期促性素(HMG)或绒毛膜促性素(HCG)以促进生育。如下丘脑疾病引起者还可用 LHRH(以微泵做脉冲式给药),以促进排卵。男性患者可用雄性激素补充,有益于促进第二性征发育,改善性欲,增强体力。常用十一酸睾酮胶囊(如安特尔)口服,通常起始剂量为每天 120～160 mg 连续服用 2～3 周,然后服用维持剂量,每天 40～120 mg,应根据个体反应适当调整剂量。亦有针剂十一酸睾酮注射液(如思特珑)每月 1 次,肌内注射 250 mg。

4.补充生长激素

补充生长激素过去一直未受到应有的重视,近十余年来,对于腺垂体功能减退症患者进行生长激素治疗有相当多的文献报道。1996 年,美国 FDA 已正式批准基因重组人生长激素(rHGH)用于治疗成人生长激素缺乏症(AGHD)。但至今 GH 替代治疗剂量尚无统一的标准,具有高度个体化的特点。rHGH 能提高患者的生活质量、显著改善骨密度及降低心血管疾病的危险,但是否会导致肿瘤的复发及恶性肿瘤的发生目前尚存争议。

(三)病因治疗

病因治疗包括垂体瘤手术切除或放疗等。

(四)垂体危象处理

去除诱因,适当加强营养,注意保暖,避免应激刺激,纠正水和电解质紊乱。对于可疑病例慎用或禁用巴比妥类安眠药、氯丙嗪等中枢神经抑制药、吗啡等麻醉剂,尽可能限制胰岛素和口服降糖药的使用。

1.补液

周围循环衰竭患者需及时补充生理盐水,对于低血糖患者需快速静脉注射 50%葡萄糖溶液 40～60 mL,继以 10%葡萄糖生理盐水静脉滴注。液体中加入氢化可的松,每天 100～200 mg,或用地塞米松注射液做静脉或肌内注射,亦可加入液体内滴入。

2.低温或高热

低温者须注意保暖,可用热水浴疗法,或用电热毯等使患者体温逐渐回升至 35 ℃以上,并给予小剂量甲状腺激素(需注意与糖皮质激素同用)。高热者用物理降温,并及时去除诱因,药物降温需慎用。

3.水中毒

水中毒可口服泼尼松 10～25 mg,或可的松 50～100 mg,或氢化可的松40～80 mg,每 6 小时 1 次。不能口服者可补充氢化可的松 50～200 mg(或地塞米松 1～5 mg)缓慢静脉注射。

七、预后

极重症患者可因产后大出血休克或重度感染而死亡;轻症患者可带病生活数十年,但体质虚弱,体力明显下降,由于表现不明显,易延误诊断。经确诊并予以适当治疗者可维持较好的生活质量。

第二节 尿 崩 症

尿崩症是由于抗利尿激素(ADH)分泌和释放不足,或肾远曲小管、集合管上皮细胞对 ADH 失去反应所导致的以多尿、低比重尿和低渗尿为特征的临床综合征。由于下丘脑-神经垂体病变导致 ADH 分泌不足者称为中枢性尿崩症(CDI),肾脏病变导致 ADH 受体不敏感或受体后信息传导障碍者称为肾性尿崩症(NDI)。

一、发病机制

抗利尿激素也称为精氨酸升压素(AVP),是自由水排泄的主要决定因素。抗利尿激素由下丘脑的视上核及室旁核合成,然后经由核神经元的轴突向下延伸进入垂体后叶,并以囊泡形式存储到神经垂体束末梢中,在血浆渗透压升高等刺激下,神经冲动下传至神经垂体的神经末梢,囊泡以胞吐方式将 AVP 释放到血循环中发挥抗利尿作用。

研究表明,视上核与室旁核合成的最初产物为 AVP 的前体分子(AVP-NP Ⅱ),包括信号肽、AVP 序列、神经垂体后叶素转运蛋白Ⅱ(NPⅡ)序列及一个由 39 个氨基酸残基组成的多肽。信号肽在信号肽酶作用下从前体裂解下来后,

AVP 和 NPⅡ结合形成分泌颗粒沿着轴突向垂体后叶运输。AVP 和 NPⅡ基因异常可导致产生变异型 AVP-NPⅡ蛋白,变异型 AVP-NPⅡ蛋白生物活性下降,而且不被正常降解而具有毒性,可导致细胞死亡。AVP 和 NPⅡ基因异常为常染色体显性遗传,其引起的尿崩症属中枢性尿崩症之一。

AVP 的受体是一类 G 蛋白偶联受体,根据其结构和功能情况,分为 V1、V2 受体,V1 受体主要分布于血管和垂体 ACTH 细胞,介导血管收缩,促进 ACTH 释放;V2 受体主要分布于肾小管,参与调节体内水代谢。抗利尿激素与肾脏远曲小管和集合管细胞膜上的 V2 受体结合后,使 Gs 蛋白与腺苷酸环化酶耦联,导致细胞内的 cAMP 增加,从而激活蛋白激酶 A。蛋白激酶 A 活化水通道蛋白 2(AQP-2),使其附着在管腔膜上,形成水通道,使水分顺着渗透压差从管腔进入渗透压较高的肾间质中,从而保留水分,浓缩尿液。当抗利尿激素缺乏时,管腔膜上的水通道蛋白可在细胞膜的衣被凹陷处集中,后者形成吞饮小泡进入胞浆,导致管腔膜上的水通道消失,对水再吸收作用消失。近年来发现肾小管上皮细胞膜上至少存在 5 种水通道蛋白,其中水通道蛋白 2(AQP-2)基因突变导致 AQP-2 生成减少或活性下降是肾性尿崩症的主要原因之一,其他水通道蛋白突变也可能导致肾性尿崩症。

AVP 分泌的调节。①血浆渗透压感受性调节:动物研究显示下丘脑前部的终板血管器(OVLT)和穹隆下器细胞是主要的渗透压感受器。渗透压感受器以阈值或调定点形式控制 AVP 分泌。当禁水或失水时,血浆渗透压在调定点以上时,渗透压感受器细胞内水分外移,细胞脱水,导致神经冲动传导至视上核和室旁核,引起 AVP 释放及血浆 AVP 上升,使肾脏重吸收水增多,尿量减少,体液平衡得以维持或恢复。②容量或血压感受性调节:冠状动脉,主动脉,颈动脉窦和心房中存在压力感受器,血容量或血压发生剧烈变化时,压力感受器受刺激,发出神经冲动经由迷走神经和舌咽神经投射到下丘脑,从而促进 AVP 合成和释放,使血管收缩,产生升压作用。妊娠期,血压或血容量大幅度降低时,容量感受器调定点可下降。③化学感受性调节:颈动脉体存在化学感受器,当血氧分压低于 8.0 kPa(60 mmHg)或二氧化碳分压升高时,化学感受器兴奋,神经冲动传入下丘脑,促进 AVP 释放增加。④神经介质和药物调节:下丘脑乙酰胆碱、组织胺、缓激肽、去甲肾上腺素、前列腺素、血管紧张素Ⅱ等神经介质和神经肽调节 AVP 合成与分泌,同时尼古丁、吗啡、长春新碱、环磷酰胺、氯贝丁酯、氯磺丙脲、氯丙嗪、苯妥英钠及一些三环类抗惊厥药和抗抑郁药也可影响 AVP 释放。⑤糖皮质激素具有拮抗 AVP 的作用,其增高 AVP 释放渗透压阈值。此外,糖皮质激素也能直接作用于肾小管,降低水的通透性,促进水的排泄。因此,尿崩症患者若合并糖皮质激素缺乏,则尿量减少,在糖皮质激素替代治疗后,尿量增多,症状加重。

综上所述,当某种原因导致下丘脑视上核、室旁核合成与分泌 AVP 和 NPⅡ 减少或异常,或视上核、室旁核的神经元到垂体后叶的轴突通路受损以及垂体后叶受损时便引起中枢性尿崩症。而肾脏 AVP 受体或水通道蛋白作用减少引起肾性尿崩症。

二、病因

(一)中枢性尿崩症

中枢性尿崩症是指各种病因导致的下丘脑视上核和室旁核 AVP 合成、分泌与释放受损,具体病因如下。

1.特发性中枢性尿崩症

无明确病因的中枢性尿崩症定义为特发性尿崩症。现研究发现,特发性尿崩症患者血循环中存在针对下丘脑神经核团的自身抗体,导致下丘脑视上核及室旁核细胞功能损伤,Nissil 颗粒耗尽,AVP 合成释放减少。采用针对 AVP 分泌细胞的抗体进行免疫组化染色和成像技术研究发现,特发性尿崩症发病率占中枢性尿崩症的 30% 左右。淋巴细胞性垂体炎患者存在针对 AVP 分泌细胞的抗体,可归为特发性尿崩症。

2.继发性中枢性尿崩症

肿瘤、手术和外伤是导致下丘脑垂体后叶损害的常见原因。其中,肿瘤所致的中枢性尿崩症约占 25%,常见肿瘤包括颅咽管瘤、生殖细胞瘤、松果体瘤和垂体瘤等。手术导致的尿崩症占中枢性尿崩症发病率的 20% 左右,经蝶手术腺瘤切除术术后发生中枢性尿崩症概率为 10%~20%,而传统开颅手术切除大腺瘤术后中枢性尿崩症发病概率为 60%~80%,但其中大部分为一过性中枢性尿崩症。如手术造成正中隆突以上的垂体柄受损,则可导致永久性中枢性尿崩症。头部外伤或 SAH 导致的尿崩症占中枢性尿崩症的 15% 左右,其他引起中枢性尿崩症的原因包括肉芽肿、结节病、组织细胞增多症、脑炎、结核、梅毒、动脉瘤和淋巴瘤等。

3.遗传性中枢性尿崩症

约有 10% 的中枢性尿崩症为家族遗传性尿崩症,可为 X 连锁隐性、常染色体显性或常染色体隐性遗传。研究表明,染色体 20p13 上的 *AVP-NPⅡ* 基因突变可导致 AVP-NPⅡ变异蛋白产生,其对 AVP 神经元细胞具有毒性并破坏神经元。此外,编码 Wolframin 四聚体蛋白的 *WFS1* 基因突变也可引起中枢性尿崩症。Wolframin 作为一种新型的内质网钙通道蛋白存在于胰岛 β 细胞和下丘脑视上核和室旁核神经元中。*WFS1* 基因突变导致的尿崩症可以是 Wolfram 综合征或称 DIDMOAD 综合征的一部分,其临床综合征包括尿崩症、糖尿病、视神经萎缩和耳聋,极为罕见。*AVP* 前体基因突变,*AVP* 载体蛋白基因突变可产生无活性 AVP,也可导致中枢性尿崩症。

(二)肾性尿崩症

肾性尿崩症病因有遗传性和获得性两种。

1.遗传性肾性尿崩症

约有 90% 遗传性肾性尿崩症与 X 染色体 *q28V2* 受体基因突变有关,由于为 X 性连锁隐性遗传,大多患者为男性。女性携带者通常无症状,少数携带者尿渗透压下降。迄今为止,超过 200 个 V2 受体突变位点被报道。另外,10% 遗传性肾性尿崩症是由于染色体 *12q13* 编码 *AQP-2* 的基因突变所致,可为常染色体隐性或显性遗传。

2.继发性肾性尿崩症

多种疾病导致的肾小管损害可导致肾性尿崩症,如多囊肾、阻塞性尿路疾病、镰状细胞性贫血、肾淀粉样变、慢性肾盂肾炎、干燥综合征、骨髓瘤等。代谢紊乱如低钾血症、高钙血症也可致肾性尿崩症。多种药物可导致肾性尿崩症,如锂盐、地美环素、两性霉素 B、西多福韦、庆大霉素、诺氟沙星、奥利司他等。其中用于治疗精神性疾病的锂盐可导致尿素转运蛋白和 AQP-2 减少,是最多见的引起肾性尿崩症的药物。

(三)妊娠性尿崩症

妇女妊娠时,血容量增加 1.4 倍,血浆渗透压降低 8~10 mmol/L,妊娠期分泌更多抗利尿激素,但胎盘会产生氨肽酶,这种酶水平第 10 周可增高,第 22~24 周达高峰。氨肽酶可降解 AVP 和催产素,由于 AVP 降解增多,患者出现尿崩症症状,在妊娠中晚期开始有多尿、口渴,直至妊娠终止。有人认为此类患者未妊娠时即有很轻的中枢性尿崩症,每天尿量为 2.0~2.5 L,妊娠时尿量可增加至 5~6 L/d。

三、临床表现

尿崩症的主要症状是多尿,同时伴有烦渴与多饮。一般起病缓慢,也有突然起病者。患者每天尿量多为 2.5～20 L,超过 20 L 的较少,同时夜尿显著增多。患者尿比重多在 1.001～1.005,不超过 1.010。多数患者因口渴中枢完整,除了因饮水、小便次数多、夜尿增多影响生活质量外,可正常生活。长期多尿可导致膀胱容量增大,因此排尿次数有所减少。若患者因呕吐、意识丧失、短期内断绝饮水供应或口渴障碍不能充分补充水分,可导致脱水和严重高钠血症,进一步损伤中枢神经系统,引发昏迷、癫痫、颅内出血等严重后果。

不同病因所致的尿崩症有不同的临床特点。遗传中枢性及肾性尿崩症常幼年起病,表现为尿布更换频繁,喝奶增加,若治疗不及时,饮水量不充分,可出现脱水及高钠血症,严重者可出现高渗性脑病,表现为呕吐、发热、呼吸困难、抽搐,重者昏迷死亡。如能幸存,多存在智力和体格发育迟缓,成年后多尿症状可减轻。

肿瘤导致的中枢性尿崩症有头痛、视野缺损等占位效应,若影响到下丘脑可产生睡眠障碍、体温改变、进食增加等下丘脑综合征表现。生殖细胞瘤可有性早熟。若压迫腺垂体可出现激素分泌低下表现,如畏寒、食欲缺乏、乏力等。若合并糖皮质激素或甲状腺激素缺乏则多尿症状减轻,使用上述激素替代后,多尿症状可加重。

下丘脑或垂体部位的手术、肿瘤及炎症等,导致中枢性尿崩症同时可能损伤下丘脑渴感中枢。由于渴感障碍,中枢性尿崩症患者不能及时摄入足够水分,极易导致严重脱水和高钠血症。慢性高钠血症可出现为淡漠、嗜睡、抽搐等。肿瘤还可能同时破坏下丘脑渗透压感受器,若强制摄入大量水分,可导致水中毒和低钠血症,出现头痛、恶心、呕吐、精神错乱、惊厥、昏迷以至死亡。

颅脑手术或外伤性中枢性尿崩症可为一过性尿崩症、永久性尿崩症或典型三相变化:多尿-抗利尿-多尿。第一期多尿是由于垂体柄阻断,AVP 运输障碍,可在术后头 2 天发生,维持 1 天至数天。第二期抗利尿期是由于储存在神经垂体中的 AVP 释放入血,患者尿量减少,可维持 1～2 天。由于储存神经垂体的 AVP 分泌不受渗透压感受器调控,若此期大量输液可能会导致水中毒。第三期多尿期在储存 AVP 释放完毕后出现。多数三相性尿崩症在手术损伤导致的下丘脑垂体柄出血控制、炎性水肿消退后可恢复正常。少数患者由于手术导致视上核-神经束损毁,AVP 分泌细胞坏死、萎缩,转为永久性尿崩症。

尿崩症患者合并妊娠时,由于糖皮质激素分泌增加,拮抗 AVP 作用,可使尿崩症的病情加重,分娩后尿崩症病情减轻。妊娠尿崩症多在妊娠中晚期出现多尿、低比重尿、烦渴、多饮、恶心、乏力等症状,主要由于氨肽酶分泌在中晚期更明显。

部分患者症状较轻,每天尿量在 2.5 L 左右,如限制水分致严重脱水时,尿比重可达 1.010～1.016,尿渗透压可超过血浆渗透压,达 290～600 mOsm/(kg·H_2O),称为部分性尿崩症。

甲状腺功能低下时,尿溶质的排泄减少,也可使多尿症状减轻。

四、实验室和辅助检查

(一)实验室检查

1.尿液检查

尿量超过 2.5 L,可达 10 L 以上,中枢性尿崩症比重常在 1.005 以下,肾性尿崩症尿比重在 1.010 以下。部分性尿崩症患者尿比重有时可达 1.016。

2.血、尿渗透压测定

患者血渗透压正常或稍高[血渗透压正常值为 290～310 mOsm/(kg·H_2O)],中枢性尿崩症尿渗透压多低于 200 mOsm/(kg·H_2O),尿渗透压/血渗透压比值＜1.5。肾性尿崩症尿渗透压多低于 300 mOsm/(kg·H_2O),尿渗透压/血渗透压比值＜1.0,但严重脱水或部分性尿崩症患者可正常。

3.血生化检查

中枢性尿崩症患者严重脱水可导致血钠增高,尿素氮、肌酐升高。继发于肾脏疾病的肾性尿崩症也可出现尿素氮、肌酐、胱抑素升高或酸碱平衡障碍。

4.血浆 AVP 测定(放射免疫法)

正常人血浆 AVP(随意饮水)为 2.3～7.4 pmol/L,禁水后可明显升高。中枢性尿崩症患者 AVP 水平下降,禁水后无明显变化。肾性尿崩症患者 AVP 水平增高,禁水时可进一步升高。由于血浆 AVP 不稳定,且大多与血小板结合,致测定准确度不高。现推荐测定和肽素(Copeptin)反映 AVP 水平。Copeptin 来源于 AVP 前体,前血管升压素原。由于血浆 Copeptin 稳定,故测定准确度高、敏感性好。

5.AVP 抗体和抗 AVP 细胞抗体测定

其有助于特发性尿崩症的诊断。

(二)禁水-升压素试验

禁水-升压素试验是尿崩症的确诊试验。试验原理为禁饮时血容量下降,血浆渗透压升高,刺激下丘脑 AVP 合成及垂体后叶释放 AVP 增加,使肾脏水重吸收增加,尿量减少,尿渗透压、尿比重升高,而血浆渗透压和血容量保持稳定。尿崩症患者因 AVP 缺乏或受体后通道障碍导致禁饮时远端肾小管对水分的重吸收障碍,尿量不减少,尿渗透压、尿比重没有明显升高。禁水试验可鉴别尿崩症与精神性烦渴多饮;阴性者,皮下注射血管升压素,可鉴别中枢性或肾性尿崩症。

试验方法:试验前先测体质量、血压、心率、血尿渗透压。试验后不能喝水和进食,禁饮时间视患者多尿程度而定,一般试验前晚 8～10 pm 开始禁水,尿量大于 10 000 mL/24 h 者,可于清晨 0 点或 2 点开始禁饮。禁饮开始后每小时留尿,测尿量、比重和尿渗透压,同时测体质量和血压,当尿渗透压(或尿比重)达到平顶,即继续禁饮不再增加尿量时,此时再抽血测血渗透压、尿渗透压,然后皮下注射血管升压素 5 U,注射后仍继续每小时留尿,测尿量、尿比重、尿渗透压共 2 次,停止试验。禁水总时间 8～18 小时,但如患者排尿量甚多,虽禁饮不到 18 小时,体质量已较原来下降 3%～5% 或血压明显下降,也应停止试验。

临床意义:正常人不出现明显的脱水症状,禁饮以后尿量明显减少,尿比重＞1.020,尿渗透压一般＞800 mOsm/L。精神性烦渴,禁饮前尿比重低,尿渗透压小于血渗透压,但禁饮-升压素反应如正常人。完全性中枢性尿崩症患者禁水后尿量仍多,尿比重多数＜1.010,尿渗透压小于血渗透压,部分性中枢性尿崩症患者尿比重有时可＞1.010,但＜1.016,尿渗透压大于血渗透压。注射血管升压素后,部分性尿崩症患者尿渗透压增加达注射前的 10%～50%,完全性尿崩症增加 50% 以上。肾性尿崩症患者注射血管升压素后尿量不减少,尿比重、渗透压不增加。

(三)高渗盐水试验

正常人静脉滴注高渗盐水(2.5%～3.0%氯化钠注射液)后,血浆渗透压升高,AVP 分泌增多,尿量减少,尿比重增加。中枢性尿崩症患者滴注高渗盐水后尿量不减少,尿比重不增加,注射升压素后,尿量明显减少,尿比重明显升高。肾性尿崩症则尿量减少。试验过程中注意血压监测,高血压和心脏病患者慎行此项检查。

(四)其他检查

继发性尿崩症需确立病因或原发病。考虑继发性中枢性尿崩症需要进行颅脑和垂体 MRI、CT 或 X 线检查。MRI 对颅内肿瘤、感染、血管性病变都有很好的鉴别能力,而且可以发现垂体容积、垂体柄状态、垂体后叶高信号区变化。垂体后叶高信号区消失是中枢性尿崩症的特征性变化,有助于中枢性尿崩症诊断。继发性肾性尿崩症需要进行肾脏 B 超、CT,肾脏 ECT,血气分析等检查。考虑肾淀粉变时可行肾脏病理检查。

针对 AVP（包括 AVP-NPⅡ）基因、AVP 受体基因、AQP-2 基因等突变分析可明确部分遗传性尿崩症的分子机制。对 X 连锁的隐性遗传携带者胎儿进行基因检测有助于早期发现患儿，及时治疗，避免夭折。

五、诊断和鉴别诊断

（一）诊断

典型的尿崩症诊断不难，根据临床表现和禁水升压素试验及血尿渗透压测定多可明确诊断。尿崩症诊断成立后，应进一步确立中枢性或肾性，确立尿崩症的病因或原发疾病，确立为部分性尿崩症或完全性尿崩症。其中禁水-升压素试验是确定诊断、鉴别中枢性尿崩症和肾性尿崩症，区分部分性或完全性的关键。

（二）鉴别诊断

尿崩症应与下列以多尿为主要表现的疾病相鉴别。

1.精神性烦渴

精神性烦渴可出现类似尿崩症症状，如烦渴、多饮、多尿与低比重尿等，但 AVP 并不缺乏，禁水-升压素试验正常。如果发现患者上述症状与精神因素相关，并伴有其他神经官能症状，可排除尿崩症。

2.糖尿病

糖尿病有多尿、烦渴症状，但血糖升高，尿糖阳性，容易鉴别。

3.慢性肾脏疾病

慢性肾脏疾病可影响肾脏浓缩功能而引起多尿、口渴等症状，同时也可引起 AVP V2 受体和 AQP-2 合成障碍导致肾性尿崩症，主要鉴别有赖于禁水-升压素试验。

4.干燥综合征

除明显口干、多饮、多尿外，同时合并眼干和其他外分泌腺及腺体外其他器官的受累而出现多系统损害的症状，其血清中有多种自身抗体和高免疫球蛋白血症，免疫学检查有助于诊断。

5.高尿钙症

高尿钙症见于甲状旁腺功能亢进症、结节病、维生素 D 中毒、多发性骨髓瘤、癌肿骨转移等病，有原发病症状和禁水-升压素试验有助鉴别。

6.高尿钾症

高尿钾症见于原发性醛固酮增多症、失钾性肾病、肾小管性酸中毒、Fanconi

综合征、Liddle 综合征、Bartter 综合征等，测定血尿电解质和禁水-升压素试验有助于诊断。

7.颅脑手术后液体滞留性多尿

颅脑手术时，患者因应激而分泌大量 AVP，当手术应激解除后，AVP 分泌减少，滞留于体内的液体自肾排出，如此时为平衡尿量而输入大量液体，即可导致持续性多尿而误认为尿崩症。限制液体入量，如尿量减少血钠仍正常，提示为液体滞留性多尿；如尿量不减少且血钠升高，给予 AVP 后尿量减少，血钠转为正常，尿渗透压增高，则符合损伤性尿崩症的诊断。此外，尿崩症患者因血液浓缩和 AVP V1 受体功能障碍而致尿酸清除减少，血尿酸升高，而液体滞留性多尿以及精神性多饮患者血液被稀释，尿酸清除正常，所以尿酸无升高。据报道，血尿酸＞297.5 μmol/L(50 mg/L)有助于两者的鉴别，并强烈提示为损伤性尿崩症。

六、治疗

(一)一般治疗

患者应摄入足够水分，并根据季节和气候进行调整，在可能导致水源供应障碍的场合应携带水。若患者同时存在渴感中枢障碍或渗透压感受器受损，应合并使用 AVP 替代治疗的同时通过血钠、血浆渗透压、尿量确定饮水量。若要经历手术及麻醉，应告知手术和麻醉医师尿崩症病史，以保证手术和麻醉期间足够液体输入，同时术中密切观察生命体征、血浆渗透压、血钠水平和尿量以调节液体输入量。宜低盐饮食，避免使用溶质性利尿剂，限制咖啡、茶和高渗饮料的摄入。

(二)去除诱因

部分获得性中枢性尿崩症和肾性尿崩症在原发病因解除后，多饮、多尿症状可缓解或减轻。如合并脑炎、脑膜炎、结核、真菌感染等，抗感染、抗病毒等，相应治疗可改善症状。下丘脑-垂体肿瘤通过手术治疗后，多尿症状缓解。淋巴性垂体炎采用激素治疗后，多数患者多尿症状减轻。肾盂肾炎、尿路梗阻疾病、药物导致的肾性尿崩症通过控制感染、解除梗阻、停用药物可缓解多尿症状。因此，应积极治疗获得性尿崩症的原发疾病。

(三)中枢性尿崩症可使用 AVP 替代疗法

1.1-脱氨-8-右旋-精氨酸血管升压素

1-脱氨-8-右旋-精氨酸血管升压素(DDAVP)是目前最常用的抗利尿剂替代

方案。DDAVP 为天然精氨盐升压素的结构类似物,是对天然激素的化学结构进行两处改动而得,即 1-半胱氨酸脱去氨基和以 8-D-精氨酸取代 8-L-精氨酸。通过上述结构改变,DDAVP 的血管加压作用只有天然 AVP 的 1/400,而抗利尿增强 3 倍,抗利尿/升压作用比从天然 AVP 的 1∶1 变为 2 400∶1,抗利尿作用强,升压作用弱,是目前最理想的抗利尿剂。DDAVP 有口服、肌内注射、鼻喷 3 种给药方式。常用为口服制剂,用法为每天 1～3 次,每次 0.1～0.4 mg。剂量应个体化,具体剂量可根据尿量确定,调整药物剂量使尿量控制在 1～2.5 L。过量使用可导致水中毒,因此对于婴幼儿、渴感中枢障碍、渗透压感受器受损的患者还需要通过血钠、血浆渗透压、每天液体出入量精确调整药物剂量和饮水量,维持渗透压平衡。由于价格昂贵,也可采取睡前口服以减少夜尿,改善睡眠,白天通过饮水维持血浆渗透压。

2.垂体后叶素

作用仅维持 3～6 小时,皮下注射,每次 5～10 U,每天需要多次注射,主要用于脑损伤或神经外科术后尿崩症的治疗,长期应用不便。

3.长效尿崩停(鞣酸升压素油剂)

每毫升油剂含 AVP 5 U,深部肌内注射,从 0.1 mL 开始,可根据每天尿量情况逐步增加到每次 0.5～0.7 mL,注射一次可维持 3～5 天。长期应用可产生抗体而减轻疗效,过量可引起水中毒。

(四)中枢性尿崩症可选用的其他药物

1.氢氯噻嗪

每次 25 mg,每天 2～3 次,可使尿量减少约一半。其作用机制可能是由于尿中排钠增加,体内缺钠,肾近曲小管水重吸收增加,到达远曲小管的原尿减少,因而尿量减少。长期服用可引起缺钾、高尿酸血症等,应适当补充钾盐。

2.卡马西平

其治疗机制可能为增加肾远曲小管 cAMP 的形成,也可能增加 AVP 释放。用量为每次 0.125～0.25 g,每天 1～2 次,服药后 24 小时起作用,尿量减少。不良反应为低血糖、血白细胞计数减少或肝功能损害,与氢氯噻嗪合用可减少低血糖反应。

3.氯磺丙脲

其治疗机制可能为刺激 AVP 合成和释放,同时有改善渴感中枢的功能,可用于合并有渴感障碍的中枢性尿崩症患者。用法为每次 0.125～0.25 g,每天 1～2 次,250 mg/d。不良反应为低血糖、血白细胞计数减少、肝功能损害等。

4.氯贝丁酯

其治疗机制可能是增加 AVP 释放,与 DDAVP 合用可减少 DDAVP 耐药发生。用量为每次 0.2～0.5 g,每天 3 次。长期应用有肝损害、肌炎及胃肠道反应等不良反应。

由于 AVP 制剂的广泛使用,上述药物已经较少用于中枢性尿崩症的治疗。

(五)肾性尿崩症治疗

肾性尿崩症治疗困难,主要依赖充分水分摄入来预防脱水。少数患者对大剂量 AVP 有反应。低钠饮食和氢氯噻嗪对肾性尿崩症有帮助。在肾性尿崩症中,氢氯噻嗪抗利尿作用可能由于细胞外液容量体积减小,GFR 下降,肾近曲小管钠和水重吸收增加,到达远曲小管的原尿减少,从而降低尿量。此外,还发现氢氯噻嗪可增加 AQP-2 表达。长期服用可引起缺钾、高尿酸血症等,应适当补充钾盐或合用保钾利尿剂。具体用法为每次 25 mg,每天 2～3 次,可使肾性尿崩症尿量减少约一半。同时使用 NSAIDs,如吲哚美辛、布洛芬等可增加氢氯噻嗪疗效,这类药物可能是通过抑制肾脏中前列腺素合成,从而使腺苷环化酶活性增强,cAMP 生成增多而使 AVP 作用增强,但应注意长期使用的胃肠道不良反应。

吲达帕胺作用机制类似于氢氯噻嗪,每次 2.5～5 mg,每天 1～2 次。阿米洛利,氨苯蝶啶也可用于肾性尿崩症的治疗,机制不完全清楚,作用类似于氢氯噻嗪,可和氢氯噻嗪联用,防治低钾血症出现。

遗传性肾性尿崩症根据 V2 受体变异程度分为 5 种类型,其中二型变异 V2 受体仅有 1 个氨基酸错配,错误折叠的 V2 受体蛋白被陷于内质网中,使用 V2 受体拮抗剂可作为分子伴侣和错误折叠的受体结合,从而改变受体构象并稳定其结构,然后该受体可以通过内质网运输到质膜,被抗利尿激素激活发挥抗利尿作用。

(六)颅脑外伤或术后尿崩症治疗

未使用利尿剂情况下,颅脑外伤或手术后出现严重多尿(＞250 mL/h)提示尿崩症可能。在第一期多尿期,需防止脱水和高钠血症,除适当补充液体,可根据病情注射垂体后叶素,每次 5～10 U,第二次升压素注射应在第一次升压素作用消失后使用。在第二期多尿期,则要控制补液量,以免引起水中毒。第三期多尿期,可用垂体后叶素或 DDAVP 治疗。外伤或手术后尿崩症多为一过性,可由于神经轴突末梢与毛细血管联系重建而自行缓解恢复。转为永久性尿崩症者需要长期服用 DDAVP。

(七)妊娠伴尿崩症治疗

妊娠中晚期出现多尿、多饮时应考虑尿崩症诊断。由于妊娠妇女不适合行禁水-升压素试验,诊断依赖临床表现、实验室检查和试验性治疗。若尿比重为 1.001～1.005,尿渗透压低于 200 nmol/L,并低于血浆渗透压,尿崩症可能性大。首选药物为 DDAVP,因其不被血浆中的氨肽酶降解。DDAVP 具有 5%～25% 的缩宫素活性,需注意子宫收缩状况。分娩后,血浆中的氨肽酶活性迅速下降,患者的多尿症状可明显减轻或消失,应及时减量或停药。若肾性尿崩症合并妊娠,可谨慎使用氢氯噻嗪,并注意补钾,维持电解质平衡。

第三节　亚临床甲状腺功能减退症

亚临床甲状腺功能减退症(SCH)以往也称轻度甲状腺功能减退症、甲状腺储备功能受损或临床前甲状腺功能减退症。它是甲状腺功能减退症的早期阶段。随着血清促甲状腺激素放射免疫测定技术的不断改进,其诊断率越来越高。近年来,SCH 对人类的潜在危害已被许多研究证实,尤其对脂代谢、心血管系统等危害较大。

一、定义

SCH 为血清 TSH 升高、FT_3 和 FT_4 水平正常,而且无明显甲状腺功能减退症症状、体征的一种状态。这虽然是大多数学者接受的定义形式,但仍有异议。一些学者认为该定义为一个生化指标的界定,比较含糊,可以指轻度甲状腺功能下降,也可以指早期的、代偿性的、症状极少的甲状腺功能减退症临床前期。还有学者指出并不是所有的 TSH 升高、FT_4 正常的人均为无症状期,其中约 30% 人群有甲状腺功能减退症的症状和体征。另有学者将 TSH、FT_4 正常,但其 TSH 对 TRH 的反应增大者也归于 SCH 的范畴。

二、流行病学

世界各地对 SCH 在普通人群中的患病率的报道不一,在 1.1%～9.0%,随年龄增加而逐渐增加,女性多于男性,男女比例约为 1:2,其中老年女性最多见。在老年人群中发病率为 5.0%～10.0%,而在 60 岁以上女性中发病率最高,可达 20.0%,＞74 岁的男性发病率约为 16%,而同龄组女性发病率则约为 21%。美国全国抽样调查结果显示,SCH 总患病率为 4.3%,白种人女性患病率为 6.0%,白种人男性患病率为 3.7%,60 岁以上老年女性的患病率达 20.0%。英国东北部调查结果类似,成年女性患病率为 7.5%,成年男性患病率为 2.8%。韩国人群调查显示,SCH 的总患病率为 6.4%。在所有 SCH 患者中,TSH＜10 mU/L 者占 75.0%,甲状腺自身抗体阳性者占 50.0%～80.0%,即大部分 SCH 患者自身抗体阳性而且其 TSH 水平仅轻度升高。每年大约有 5.0% 的 SCH 会发展成为临床甲状腺功能减退症,在老年人(≥65 岁)中更为明显,约有 80.0% 患者在 4 年内发展成临床甲状腺功能减退症。

三、病因、分类与分期

SCH 的发病与很多因素有关,主要是自身免疫性甲状腺炎及临床甲状腺功能减退症治疗不足,另外还有如甲状腺功能亢进症治疗后或颈部有外照射史,服用含碘药物(如胺碘酮等),服用免疫调节剂,患有其他自身免疫病(如 1 型糖尿病),产后甲状腺炎等,但大多数无明显的危险因素。

一些学者依据发病原因的不同将 SCH 分为 5 类:①轻度未发现的甲状腺功能减退症(慢性自身免疫性甲状腺炎,颈部外照射,其他原因);②临床甲状腺功能减退症治疗不足;③甲状腺功能亢进症治疗过度;④短暂的甲状腺功能紊乱;⑤确定 TSH 在正常参考范围内时,被排除在上限之外的甲状腺正常者。

同时还将功能减退的全过程分为 4 期:第一期 TRH 兴奋实验阳性,TSH 位于正常上限,FT_4 正常;第二期 TSH 在 5～10 mU/L;第三期 TSH 明显增高,超过 10 mU/L;第四期明显甲状腺功能减退症(TSH 升高、FT_4 下降)。显然,目前公认的 SCH 患者指第二、三期甲状腺功能减退症。

四、对机体的影响

(一)对血脂的影响

SCH 可使血浆总胆固醇(TC)水平、低密度脂蛋白胆固醇(LDL-C)及脂蛋白(a)水平明显升高,而高密度脂蛋白胆固醇(HDL-C)及 TG(TG)水平无明显变化。经左甲状腺素($L-T_4$)治疗后,当 TSH 下降至正常范围时,脂代谢紊乱可基本得到纠正。

(二)对心血管系统的影响

对 SCH 患者进行超声多普勒检查,未发现有心脏结构的异常,但左心室收缩和舒张功能存在轻度异常。具体表现为左心室收缩时间延长,而且 TSH 水平越高,延长的时间越长。左心室等容舒张期时间也明显延长,射血前期时间明显延长。9％的 SCH 患者合并心包积液。最近,越来越多的研究显示,SCH 患者内皮依赖性血管舒张功能降低,提示 SCH 患者存在血管内皮功能受损。

(三)对神经、肌肉的影响

SCH 状态下可有骨骼肌的轻度受损。Uzzan 等观察到 SCH 患者肌酸激酶增高,其浓度与 TSH 水平呈正相关。并且 SCH 患者运动后血乳酸水平明显高于对照组,考虑 SCH 状态下存在着骨骼肌能量代谢障碍,及早应用 L-T$_4$ 替代治疗,可纠正这种代谢障碍。

(四)其他

SCH 患者抑郁症发生率明显增高,情感和认知障碍发生率也较高。L-T$_4$ 替代治疗后,某些心理指标如记忆力、认知力等可明显改善。SCH 母亲所生的儿童与健康母亲所生的儿童相比,智商评分较低。SCH 母亲所生的儿童也可能发生神经、心理发育延迟或异常。另外,SCH 的妊娠妇女可导致流产、早产、难产、先天畸形并增加围生期死亡率。

五、诊断与鉴别诊断

符合血清 TSH 升高而 FT$_4$ 正常,就可以诊断为 SCH,因 FT$_3$ 的下降比 FT$_4$ 晚,所以可不考虑在内。但必须排除非 SCH 所致 TSH 升高的情况,如临床甲状腺功能减退症患者 L-T$_4$ 替代剂量不足、严重疾病恢复期患者暂时性 TSH 升高、破坏性甲状腺炎恢复期,未经治疗的原发性肾上腺皮质功能不全、注射 TSH 者、慢性肾病、循环 TSH 抗体存在及 TSH 受体突变而失去活性等。

六、治疗

有关 SCH 是否需要替代治疗已争论 20 多年。越来越多的研究表明,SCH 高 TC 血症、高 LDL-C 血症及高脂蛋白(a)血症经 L-T$_4$ 替代治疗后,TC、LDL-C 及脂蛋白(a)明显降低。因此,Molnr 等认为及时、有效地进行治疗可以阻止心血管系统的损伤,进而阻止心血管系统疾病的发生。而反对者认为相当多的患者经治疗后并没有感到健康状况比以前更好,如治疗通常需终身服药,治疗可引起明显的不良反应(亚临床甲状腺功能亢进症)。

目前大家推荐的经验是符合以下 3 个指标就需要治疗:①高胆固醇血症;②血清 TSH＞10 mU/L;③甲状腺自身抗体阳性。美国内分泌学会和甲状腺病专家小组建议采用 L-T$_4$ 替代治疗,可改善血脂异常,保护心功能,阻止动脉粥样硬化发生与发展,以及阻止发展成临床甲状腺功能减退症。最近有学者报道,L-T$_4$ 替代治疗不仅可以改善 SCH 患者脂代谢紊乱,而且还可改善血管内皮功能。其疗效与血清 TSH 及 FT$_4$ 水平有关。L-T$_4$ 替代治疗效果是肯定和有效的,治疗中每 4～6 周测定血清 TSH 值,同时调整 L-T$_4$ 的剂量,以防止亚临床甲状腺功能亢进症的发生。

对于 TSH 为 5～10 mU/L 的患者,是否需要治疗可参考以下情况:①年轻、甲状腺相对大且甲状腺自身抗体阳性者需要治疗;②吸烟者需要治疗,因为吸烟是 SCH 向临床甲状腺功能减退症发展的一个危险因素;③存在双向精神失常者需要治疗,因 SCH 可加重精神失常症状;④冠心病伴甲状腺自身抗体阴性者不宜予以替代治疗,但要监测 TSH 水平,定期随访观察,如果病情有进展则必须治疗;⑤儿童、青少年、妊娠妇女及不育的妇女需要治疗。

第四节 亚临床甲状腺功能亢进症

一、定义

亚临床甲状腺功能亢进症是一种 FT$_3$、FT$_4$ 正常,而 TSH 低于正常的一种特殊类型的甲状腺功能亢进症。其临床表现不明显或非特异性,容易被忽视。随着甲状腺功能检测方法的进展和就诊意识的提高,亚临床甲状腺功能亢进症的病例日益增多。关于亚临床甲状腺功能亢进症可否作为一种疾病实体看待及其诊断治疗策略如何,国外文献争议甚多。由于亚临床甲状腺功能亢进症对心脏、骨骼甚至神经系统等具有潜在危害,正确处理显然具有重要临床意义。

二、流行病学

历时 20 年的英国 Whickhan 调查随访发现,有 2%～3% 的人群 TSH 受抑制但无明显临床症状。丹麦一组 480 例住院老年患者分析结果表明,亚临床甲状腺功能亢进症占 10.2%。在美国 1988—1994 年第三次全国健康及营养状况调查中,亚临床甲状腺功能亢进症仅占 0.8%。但最近美国科罗拉多流行病研究发现,所有成人的亚临床甲状腺功能亢进症发病率为 2.1%,其中 20% 是由于服用 L-T$_4$ 所致。亚临床甲状腺功能亢进症发病率男性多于女性,黑人多于白人,老年人多于年轻人。有报道 60 岁以上老人亚临床甲状腺功能亢进症甚至高达 20% 以上。在碘摄入异常的地区,亚临床甲状腺功能亢进症也较常见。内源性亚临床甲状腺功能亢进症发病主要和饮食中碘的摄入及甲状腺自身抗体的存在有关。我国水源性高碘地区亚临床甲状腺功能亢进症发病率为 1.12%,75% 的患者 TRAb 阳性。

三、病因

(一)外源性亚临床甲状腺功能亢进症

外源性亚临床甲状腺功能亢进症是指由药物(主要包括超生理剂量的甲状腺激素、胺碘酮及干扰素等)引起的亚临床甲状腺功能亢进症。另外,多结节性甲状腺肿患者服用碘剂而引起的甲状腺炎也可以表现为亚临床甲状腺功能亢进症。L-T$_4$ 替代治疗是外源性亚临床甲状腺功能亢进症最常见的原因。

(二)内源性亚临床甲状腺功能亢进症

内源性是指由于甲状腺疾病(主要包括 Graves 病、多结节性甲状腺肿以及自主功能性甲状腺腺瘤)而引起的亚临床甲状腺功能亢进症。内源性亚临床甲状腺功能亢进症的发生与内源性甲状腺激素的产生有关。当甲状腺肿增大或自主性结节变大、变多时,发生亚临床甲状腺功能亢进症的风险逐渐增加。

四、临床表现

亚临床甲状腺功能亢进症临床症状多不明显或呈非特异性,可能有轻微精神症状或情绪紊乱,老年人也可能稍有抑郁、焦虑或类似轻型"淡漠型甲状腺功能亢进症"。近年 Munte 等对实验性亚临床甲状腺功能亢进症患者进行视觉搜寻试验,即令受试者扫视多项目阵列以发现遗漏或多余的特征,同时描记相关脑电位,测试反应时间。发现亚临床甲状腺功能亢进症患者有认知方面的脑电活动异常。此外,由于心悸、乏力、不耐疲劳等症状均无特异性,亚临床甲状腺功能亢进症易被忽略或归于神经衰弱或老年体衰。

亚临床甲状腺功能亢进症可以无任何症状,也可以有轻微的非特异性症状(如乏力、失眠等),或表现出某些隐蔽的甲状腺毒症的症状和体征。亚临床甲状腺功能亢进症的主要危害是引起骨骼系统、心血管系统以及代谢等方面的异常。

(一)心血管系统

英格兰、威尔士两地 10 年的队列研究,发现 TSH<0.5 mU/L 病死率增加

2.2 倍,心血管死亡增加 3.3 倍。Auer 等及 Sawin 等的研究均认为亚临床甲状腺功能亢进症是心房纤颤的危险因素,亚临床甲状腺功能亢进症者心房颤动发生率达 12.7％,接近于临床甲状腺功能亢进症的13.8％。目前认为亚临床甲状腺功能亢进症是心房颤动发生的危险因素之一。同时还发现亚临床甲状腺功能亢进症的其他一些心血管系统的异常。应用多普勒超声心动仪研究发现心脏收缩功能相关参数左心室心肌重量(LVM)、室间隔厚度(IVS)、左心室后壁厚度(LVPW)、左心室射血分数(LVEF)等增加,而反映舒张功能的等容舒张时间(IVRT)延长、E/A 比值减少,并出现心率变异(HRV)异常(可较敏感地反映心脏自主神经病变)和早期心脏迷走神经调节功能受损。亚临床甲状腺功能亢进症可能影响心脏形态和功能,包括房性期外搏动增加、左心室心肌重量增加(由于室中隔和室后壁厚度增加)、左心室收缩功能增强、舒张功能受损。年龄在 60 岁或以上的患者中,单纯的低血清 TSH 可以增加死亡率,尤其是循环系统疾病导致的死亡。

(二)骨骼系统

女性亚临床甲状腺功能亢进症患者绝经前大多不存在骨代谢异常,也无骨密度(BMD)改变,但绝经后尤其最初几年,骨量丢失处于高危状态,亚临床和临床甲状腺功能亢进症的骨转换率均增高。尿钙排泄增多,骨吸收大于骨生成,骨量持续丢失,发生骨质疏松危险性增加。Kumeda 等研究发现亚临床甲状腺功能亢进症者骨吸收参数(尿胶原吡啶啉、尿脱氧吡啶啉)和骨生成参数(骨源性碱性磷酸酶,BALP)均增加,BALP 与 TSH 水平呈负相关,提示要恢复正常骨转换,使 TSH 水平正常化十分重要。对绝经后内源性亚临床甲状腺功能亢进症者进行随访,发现每年骨量丢失大约为 2％。用 ^{131}I 放射治疗有自主功能的甲状腺结节使 TSH 正常后,可阻止骨量丢失。亚临床甲状腺功能亢进症发生骨质疏松的风险可能是增加的。

(三)代谢和血液生化改变

亚临床甲状腺功能亢进症可能伴有某些少见的代谢和血液生化改变,包括静息时能量消耗、性激素结合球蛋白浓度以及反映骨转换的指标(如骨钙素、尿吡啉啶和尿脱氧吡啶酚)轻度增加,血清总胆固醇和低密度脂蛋白胆固醇轻度降低,但这些改变似乎无临床意义。

(四)神经精神系统

亚临床甲状腺功能亢进症患者可能表现出某些神经精神症状如恐惧、敌意、疑心病、思想难以集中,典型甲状腺功能亢进症缓解后的亚临床甲状腺功能亢进症患者常有抑郁表现,约有 25% 的患者表现出神经心理功能的不健全。有人报道,年龄在 55 岁或以上的内源性亚临床甲状腺功能亢进症患者发生智力减退和阿尔茨海默病的风险增加,特别是甲状腺过氧化物酶(TPO)抗体阳性者。

五、诊断

亚临床甲状腺功能亢进症的实验室诊断十分关键,应确保检验的准确性和可重复性。美国达成的共识认为,TSH 的检验敏感性至少应达 0.02 mU/L。临床上诊断亚临床甲状腺功能亢进症应符合以下条件:①血清 TSH 水平低于正常参考值下限,FT_3、FT_4 在正常参考值范围内。②排除可引起血清 TSH 暂时降低的其他原因:如甲状腺功能亢进症治疗过程,正常妊娠,正常甲状腺功能病态综合征,下丘脑、垂体功能障碍以及应用呋塞米、多巴胺、糖皮质激素等药物。③内源性亚临床甲状腺功能亢进症可查到明确的甲状腺病因;外源性亚临床甲状腺功能亢进症与服用过量的 L-T_4 有关。怀疑亚临床甲状腺功能亢进症应做详细的甲状腺体检及影像学检查,测定 TGAb、TMAb、TPOAb 和 TRAb,必要时进行细针抽吸活组织检查常可做出病因诊断。此外,依 TSH 水平还可分类诊断 TSH 显著降低的和 TSH 轻度降低的亚临床甲状腺功能亢进症。有认为其界定分别是 TSH<0.1 mU/L 和 TSH 0.1~0.45 mU/L。而完全无临床表现,仅有低 TSH,除外垂体病变及其他原因者才诊断为亚临床甲状腺功能亢进症。

六、鉴别诊断

亚临床甲状腺功能亢进症需和下列 TSH 浓度低于正常但甲状腺激素水平正常的情况相鉴别:①非甲状腺疾病,主要见于一些严重疾病,可能是由于疾病导致中枢性的 TSH 抑制(例如,生长抑素和其他一些神经递质)以及某些因素干扰了外周甲状腺激素的代谢和 T_4 向 T_3 的转化(如可的松)。②中心性(继发性)甲状腺功能减退症。③妊娠(3 个月末),主要是由于此时人绒毛膜促性腺激素分泌达到峰值,可以抑制 TSH 的产生达几周。④老龄,由于老年人甲状腺素清除率减少,导致 TSH 受抑制。

七、治疗

(一)处理原则

亚临床甲状腺功能亢进症一般不需要积极的治疗,饮食治疗加上应激因素的去除,可以缓解亚临床甲状腺功能亢进症的症状。如果有治疗指征存在,可以给予相应治疗。亚临床甲状腺功能亢进症治疗指征主要包括：①老龄；②甲状腺毒症（即使很轻微）；③骨质疏松危险因素；④房性心律失常；⑤较大甲状腺肿的存在。治疗方法要根据治疗的有效性、潜在的风险来选择。因临床症状不明显，甲状腺激素靶器官的损害证据不足，有些 Graves 病早期的患者可能转归正常呈自限性。故早期治疗的风险可能大于益处，建议暂不治疗，但应密切随访。

（二）外源性亚临床甲状腺功能亢进症的治疗

如果亚临床甲状腺功能亢进症是由于服用过量甲状腺素引起，则甲状腺素的量应该减少，但甲状腺癌患者服用过量甲状腺素应该排除在外，因为 TSH 被抑制对甲状腺癌患者是有利的。以下征象提示甲状腺激素替代过量：①新出现的心房颤动、心绞痛和心功能不全；②骨密度丢失加速；③月经稀少、闭经和不孕；④非特异性症状如疲劳、大便次数增多和心悸的出现；⑤血清 T_3 浓度在正常高值。其他药物引起的亚临床甲状腺功能亢进症一般是暂时性的，不需要特殊治疗，但仍需密切观察。对于干扰素引起的甲状腺功能失调包括亚临床甲状腺功能亢进症，有人主张密切观察血清 TSH 和甲状腺功能，而不需要其他特殊治疗。

（三）内源性亚临床甲状腺功能亢进症的治疗

建议内源性亚临床甲状腺功能亢进症患者如果没有结节性甲状腺疾病或甲状腺激素过量引起的并发症，一般不需要治疗，但甲状腺功能应每 6 个月检查一次，如果患者有可疑的症状如疲劳等出现，6 个月后的复查仍然符合亚临床甲状腺功能亢进症的表现，则可以进行治疗。开始可以用小剂量抗甲状腺药物如甲巯咪唑 5～10 mg/d 治疗 6～12 个月。打算妊娠的患者，则推荐使用丙硫氧嘧啶 50 mg，每天两次，主要是因为妊娠期间用甲巯咪唑可能会导致一种少见的先天性皮肤发育不全（一种头皮缺陷）的发生。如果患者伴心房颤动，建议首先使用抗甲状腺药物（如甲巯咪唑）尽快使血清 TSH 恢复正常，由于心房颤动有发生栓塞的危险，故主张同时加用抗凝剂（如华法林），但亚临床甲状腺功能亢进症患者对抗凝剂更加敏感，故要密切观察，如果血清 TSH 恢复正常后 4 个月内未能转为窦性心律，可以考虑心脏复律。

（四）持续亚临床甲状腺功能亢进症的治疗指征

它包括：①绝经后骨质疏松；②风湿性心瓣膜病伴左心房扩大或心房颤动；③新近出现的心房颤动或反复的心律失常；④充血性心力衰竭；⑤心绞痛；⑥不孕或月经紊乱；⑦非特异症状如疲劳、神经质、抑郁或胃肠疾病，尤其是 60 岁以上患者(考虑试验性治疗)。

八、预后

亚临床甲状腺功能亢进症的自然病程尚不清楚。总的来说,亚临床甲状腺功能亢进症进展到典型甲状腺功能亢进症的可能性较小;如果 TSH 持续被抑制,则进展到典型甲状腺功能亢进症的可能性较大;而 TSH 部分受抑制的患者,TSH 常可以自行恢复正常。有人对 60 岁以上亚临床甲状腺功能亢进症患者进行了 4 年的随访观察,发现仅有 2% 进展为临床甲状腺功能亢进症,很多人在 4 年后 TSH 都恢复了正常。

第五节　单纯性甲状腺肿

单纯性甲状腺肿多见于高原、山区地带。本病属世界性疾病,据 WHO 估计全世界有 10 亿人口生活于碘缺乏地区,有地方性甲状腺肿患者 2 亿~3 亿。我国目前有约 4.25 亿人口生活于缺乏地区,占全国人口的 40%,20 世纪 70 年代的粗略统计,有地方性甲状腺肿患者 3 500 万人,是发病最多的地方病。

一、病因

(1)碘缺乏:可以肯定碘缺乏是引起本病的主要因素,外环境缺碘时,机体通过增加激素合成,改变激素成分,提高肿大甲状腺组织对正常浓度促甲状腺素(TSH)的敏感性来维持甲状腺正常功能,这是机体代偿性机制,实际上是甲状腺功能不足现象。但是,这种代偿功能是有一定限度的,当机体长期处于严重缺碘而不能获得纠正时,就会因代偿失调发生甲状腺功能低下。青春期、妊娠期、哺乳期、绝经期妇女,全身代谢旺盛,对激素需要量相对增加,引起长期 TSH 过多分泌,促使甲状腺肿大,这种情况是暂时性的。

(2)化学物质致生物合成障碍:非流行地区是由于甲状腺激素生物合成、分泌过程中某一环节的障碍,过氯酸盐、硫氰酸盐等可妨碍甲状腺摄取无机碘化物,磺胺类、硫脲类药、含有硫脲的萝卜、白菜等能阻止甲状腺激素的生物合成,引起甲状腺激素减少,也会增加 TSH 分泌促使甲状腺肿大。

(3)遗传性先天性缺陷:遗传性先天性缺陷,缺少过氧化酶、蛋白水解酶,也会造成甲状腺激素生物合成、分泌障碍,导致甲状腺肿大。

(4)结节性甲状腺肿继发甲状腺功能亢进症:结节性甲状腺肿继发甲状腺功能亢进症其原因尚不清楚。目前认为是由于甲状腺内自主功能组织增多,在外源性碘摄入条件下发生自主性分泌功能亢进。所以,甲状腺内自主功能组织增强是继发甲状腺功能亢进症的基础。文献报道,绝大多数继发甲状腺功能亢进症患者在发病前甲状腺内有结节存在,结节一旦形成即永久存在,对碘剂、抗甲状腺药物治疗无效。因此,绝大多数甲状腺结节有变为自主分泌倾向。据 N.D.查尔克斯报道,结节性甲状腺肿 66% 在功能组织内有自主区域,给予大剂量碘可能发展为 Plummer 病(结节性甲状腺肿继发甲状腺功能亢进症)。Plummer 病特有征象为功能组织是自主的,既不被 T_3,T_4 抑制,也不被 TSH 刺激,一旦供碘充足,就无节制地产生过多甲状腺激素。总之,摄取碘过多是继发甲状腺功能亢进症发生的外因,甲状腺本身存在的结节,自主性功能组织增强,是继发甲状腺功能亢进症发生的内因,外因通过内因而起作用,此时继发甲状腺功能亢进症明显而持久。

(5)甲状腺疾病与心血管疾病的关系:甲状腺疾病与心血管疾病的关系早已被人们注意。多数人推荐,对所有后半生心脏功能不良的患者,血清 T_3,T_4 测定作为常规筛选过程。继发甲状腺功能亢进症时儿茶酚胺产生增加,引起心肌肥厚、扩张、心律不齐、心肌变性,导致充血性心力衰竭,是患者死亡的原因。继发甲状腺功能亢进症治愈后,心脏病的征象随之消失。有人认为,继发甲状腺功能亢进症仅是原发心脏病的加剧因素。

(6)结节性甲状腺肿合并高血压:结节性甲状腺肿合并高血压发病率较高,继发甲状腺功能亢进症治愈后血压多数能恢复正常。伴有高血压结节性甲状腺肿患者,血液中有某种物质可能是 T_3,高血压是 T_3 毒血症的表现。T_3 毒血症是结节性甲状腺肿继发甲状腺功能亢进症的早期类型。T_3 引起高血压可能是通过抑制单胺氧化酶、N-甲基转移酶以减少儿茶酚胺的分解速度,使中枢、周围神经末梢儿茶酚胺蓄积,甲状腺激素可能增强心血管组织对儿茶酚胺的敏感性,T_3 可通过加压胺的作用使血压增高。T_3 增多,可能为病史较久的结节性甲状腺肿自主性功能组织增加,摄碘量不足时优先分泌 T_3 之故。说明结节性甲状腺肿合并高血压是隐性继发甲状腺功能亢进症的表现形式。

(7)患者长期处于缺碘环境中,患病时间长,在此期间缺碘环境改变或给予某些治疗可使病理改变复杂化。由于机体长期严重缺碘,合成甲状腺激素不足,促使垂体前叶 TSH 反馈性增高,甲状腺滤泡上皮增生,胶质增多,胶质中存在不合格甲状腺球蛋白。缺碘暂时缓解时甲状腺滤泡上皮细胞可重新复原,但增多的胶质并不能完全消失。若是缺碘反复出现,则滤泡呈持续均匀性增大,形成胶质性弥漫性甲状腺肿。弥漫性增生、复原反复进行时,在甲状腺内有弥漫性小结节形成,这些胶质性结节胶质不断增多而形成潴留性结节。在肿大甲状腺内某些区域对 TSH 敏感性增高呈明显过度增生,这种局灶性增生发展成为可见的甲状腺结节,结节中央常因出血、变性、坏死发生中央性纤维化,并向包膜延伸形成纤维隔,将结节分隔成大小不等若干小结节,以右侧为多。在多数结节之间的甲状腺组织仍然有足够维持机体需要的甲状腺功能,在不缺碘的情况下一般不引起甲状腺功能减退症,但处于临界点的低水平。结节性甲状腺肿到晚期结节包膜增厚,血管病变,结节间甲状腺组织被结节压迫,发生血液供应障碍而变性、坏死、萎缩,失去功能,出现甲状腺功能减退症症状。

(8)甲状腺激素过多、不足均可引起心血管病变,年老、久病的巨大结节性甲状腺肿患者,由于心脏负担过重,亦可致心脏增大、扩张、心力衰竭。

(9)结节性甲状腺肿钙化发生率为 $85\%\sim97.8\%$,也可发生骨化。主要是由于过度增生、过度复原反复进行,结节间血管变性、纤维化、钙化。甲状腺组织内出血、供血不良、纤维增生是构成钙化的重要因素。

(10)结节性甲状腺肿囊性变发生率为 22%,是种退行性变。按囊内容物分为胶性、血性、浆液性、坏死性、混合性。

(11)结节性甲状腺肿继发血管瘤样变是晚期结节性甲状腺肿的退行性改变,手术发现率为 14.4%。结节周围或整个腺体被扩张交错的致密血管网所代替,与海绵状血管瘤相似,有弹性感,加压体积略缩小,犹如海绵,无血管杂音,为无功能冷结节。

(12)结节性甲状腺肿继发甲状腺炎。化脓性甲状腺炎见于结节坏死、囊肿合并感染,溃破后形成瘘管。慢性淋巴性甲状腺炎为免疫性甲状腺炎病理改变,病变分布极不均匀,主要存在于结节周围甲状腺组织中。

(13)结节巨大包块长期直接压迫,引起气管软骨环破坏、消失,由纤维膜代替,或软骨环变细、变薄,弹性减弱,导致气管软化。发生率为 2.7%。

二、诊断

(1)结节性甲状腺肿常继发甲状腺功能减退症症状,临床表现皮肤苍白或蜡黄、粗糙、厚而干、多脱屑,四肢冷,黏液性水肿。毛发粗,少光泽,易脱落,睫毛、眉毛稀少,是由于黏多糖蛋白质含量增加所致。甲状腺肿大,且为多结节型较大甲状腺肿,先有甲状腺肿以后继发甲状腺功能减退症。心肌收缩力减退,心动过缓,脉率缓慢,窦性心动过缓,低电压 T 波低平,肠蠕动变慢,故患者厌食、便秘、腹部胀气、胃酸缺乏等。肌肉松软无力,肌痉挛性疼痛,关节痛,骨密度增高。跟腱反射松弛时间延长。面容愚笨,缺乏表情,理解、记忆力减退。视力、听力、触觉、嗅觉迟钝,反应减慢,精神失常,痴呆,昏睡等。性欲减退,阳痿,月经失调,血崩,闭经,易流产,肾上腺功能减退,呼吸、泌尿、造血系统均有改变。在流行区任何昏迷患者,若无其他原因解释都应考虑甲状腺功能减退症所致昏迷。基础代谢率(BMR)$-20\%\sim-50\%$。除脑垂体性甲状腺功能减退症外,血清胆固醇值均有显著增高。甲状腺 ^{131}I 摄取率显著降低。血清 FT_3 值低于 3 pmol/L,FT_4 值低于 9 pmol/L。TSH 可鉴别甲状腺功能减退症的原因。轻度甲状腺功能减退症 TSH 值升高。若 FT_3 值正常、TSH 值升高,甲状腺处于代偿阶段。TSH 值低或对促甲状腺激素释放激素(TRH)无反应,为脑垂体性甲状腺功能减退症。甲状腺正常,TSH 偏低或正常,对 TRH 反应良好,为下丘脑性甲状腺功能减退症。血清甲状腺球蛋白抗体(TGAb)、甲状腺微粒抗体(TMAb)阳性反应为原发性甲状腺功能减退症。有黏液性水肿可除外其他原因甲状腺功能减退症。甲状腺功能减退症经 X 线检查心脏扩大、心搏缓慢、心包积液,为黏液性水肿型心脏病。心电图检查有低电压、Q-T 间期延长、T 波异常、心动过缓、心肌供血不足等。

(2)结节性甲状腺肿合并高血压除有血压增高、甲状腺肿大、压迫症状外,还有心悸、气短、头晕等,无眼球突出、震颤。收缩压$\geqslant$21.3 kPa(160 mmHg),舒张压$\geqslant$12.7 kPa(95 mmHg),符合二者之一者可诊断为结节性甲状腺肿合并高血压症,血压完全恢复正常水平为痊愈,收缩压、舒张压其中一项在可疑高血压范围为好转。

(3)临床上以 X 线摄片检查结节性甲状腺肿钙化较为方便可靠,并能显示钙化形态。以往甲状腺钙化被认为是良性结节退化,由于乳头状癌也可发生钙化,故引起学者们的重视。甲状腺癌钙化率约为 62.5%。良性肿瘤多呈斑片状、团块状、颗粒大、密度高、边缘清楚,圆形或弧形钙化表示肿块有囊性变。乳头状癌中有砂粒瘤形成,可发生在腺泡内或间质中,常见于乳头尖端,可能是乳头尖端组织发生纤维性变、透明样变。由于体液内外环境改变,表现为细胞外液相对碱性,降低了细胞呼吸,二氧化碳产物减少,可能改变钙、磷的浓度,产生钙盐沉积。近年来,提出糖蛋白理论,认为粘蛋白是一种糖蛋白,它对钙有很大亲和力,故甲状腺癌的钙化率相当高。钙化颗粒大小与肿瘤分化程度有关,颗粒越粗大肿瘤分化越好。砂粒样钙化为恶性肿瘤所特有,多是乳头状癌。粗大钙化中有 1/10~1/5 是恶性肿瘤,其中滤泡癌占比例较大。髓样癌是粗大钙化、砂粒钙化混合存在。坚硬如石的钙化、骨化灶直接长期压迫磨损气管壁,致无菌坏死,引起气管软化。胸骨后的钙化影像可作为诊断胸内甲状腺的佐证之一。

(4)结节性甲状腺肿囊变率为 57.9%。由于长期缺碘,甲状腺组织过度增生、过度复原,发生血管改变,出血、坏死导致功能丧失,形成囊肿。囊肿越大,对甲状腺破坏也越大,是不可逆的退行性变。囊肿生长较快,结节内出血可迅速扩大产生周围器官压迫症状,以呼吸系统症状最显著。结节内急性出血囊肿发生都很突然,增长迅速,伴有疼痛、颈部不适,触之张力大,有压痛。B 超检查为实性或囊性,在鉴别诊断上有肯定的价值。针吸细胞学检查、X 线摄片均为重要诊断方法。

(5)结节性甲状腺肿合并血管瘤样退行性变的诊断,主要靠手术中观察、病理学检查。临床表现多种多样,常见有海绵状血管瘤样变、静脉瘤样变,手术前难以正确诊断。

三、碘治疗

因长期严重缺碘的继发性病变,破坏甲状腺组织,导致机体代偿功能失调而发生甲状腺功能减退症。由于机体碘摄入不足,产生甲状腺激素量不足,应当给予足量碘治疗,可获得治愈。必要时辅以甲状腺激素治疗,心脏病患者初治剂量宜小,甲状腺片 20~40 mg/d 或优甲乐 50~100 μg/d,根据治疗效果增加至甲状腺片 80~240 mg/d 或优甲乐 100~300 μg/d。治疗 2~3 周症状消失后,再适当减少剂量以维持。结节性甲状腺肿合并高血压,手术前给利血平、甲巯咪唑 3~5 天,手术后未用降压药者有效率为 97.5%。手术后无效患者,高血压可能非结节性甲状腺肿所致。结节性甲状腺肿继发钙化用碘盐治疗,不能使甲状腺缩小而使钙化加重,不行手术切除很难治愈。结节性甲状腺肿继发囊性变碘剂治疗无效,还有可能发生多种并发症,并有发生癌变可能性,感染发生率为 3.18%,恶变率为 2%~3%。结节性甲状腺肿继发血管瘤样变不能被碘剂、其他药物治愈,放疗也难以奏效。

第六节　高碘性甲状腺肿

环境缺碘可引起甲状腺肿大,环境含碘过高也能使甲状腺肿大。高碘性甲状腺肿,又称高碘致甲状腺肿,就是由于机体长期摄入超过生理需要量的碘所引起的甲状腺肿。大多数是服用高碘食物或高碘水所致,属于地方性甲状腺肿的特殊类型,也有长期服用含碘药物所致的甲状腺肿称为散发性高碘性甲状腺肿。

一、流行病学

(一)地方性高碘甲状腺肿

长期服用海产品或含碘量高的深井水引起的甲状腺肿,根据高碘摄入的途径,地方性高碘甲状腺肿可分为食物性及水源性两类。

1.食物性高碘甲状腺肿

含碘丰富的海产品,主要是海藻。国内的报道,山东日照县沿海居民常年服用含碘量较高的海藻类食物,其甲状腺肿发病率增高。广西北部湾沿海的居民高碘甲状腺肿,成人患病率高达7.5%,中小学生患病率为38.4%,据了解是由食用含碘量高的海橄榄嫩叶及果实所致。

2.水源性高碘性甲状腺肿

水源性高碘性甲状腺肿是我国首次于 1978 年在河北省黄骅市沿海居民中发现。该地区居民原来吃含碘量不高的浅井水时甲状腺肿的患病率不高,后来改吃含碘量较高的深井水后甲状腺肿患病率增高达 7.3%。此种高碘性甲状腺肿与海水无关,很可能是古代海洋中富碘的动、植物残体中的碘,经无机化溶于深层水中形成。除沿海地区外我国亦首次报道了内陆性高碘性甲状腺肿,新疆部分地区居民饮水含碘量高,居民高碘甲状腺肿患病率为 8.0%。山西省孝义市、河北高碑店市亦有饮用高碘水所致的甲状腺肿发病率增高的报道。内陆高碘甲状腺肿流行区域是古代洪水冲刷,含碘丰富的水沉积于低洼地区。

(二)散发性(非地方性)高碘甲状腺肿

母亲在妊娠期服用大量碘剂所生婴儿可患先天性甲状腺肿。甲状腺功能正常的人,长期接受药理剂量的碘化物,如含碘止咳药物,则有 3%～4% 的人可发展为有或无甲状腺功能低下(甲低)的甲状腺肿。综合国内外报道,应用碘剂(含

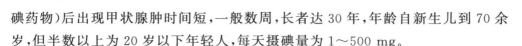

碘药物)后出现甲状腺肿时间短,一般数周,长者达 30 年,年龄自新生儿到 70 余岁,但半数以上为 20 岁以下年轻人,每天摄碘量为 1～500 mg。

二、发病机制

碘过多引起甲状腺肿大的机制,目前所知甚少。一般认为主要由于碘阻断效应所致。无论是正常人或各种甲状腺疾病患者,给予大剂量的无机碘或有机碘时,可以阻止碘离子进入甲状腺组织,称为碘阻断现象。碘抑制了甲状腺内过氧化酶的活性,从而影响到甲状腺激素合成过程中原子碘的活化、酪氨酸的活化及其碘的有机化过程。甲状腺激素合成过程中,酪氨酸的碘化过程其酪氨酸与碘离子必须在过氧化酶的两个活性基上同时氧化才能结合,当碘离子过多时,过氧化酶的两个活性基,均被碘占据了。于是造成酪氨酸的氧化受阻,产生了碘阻断,不能形成一碘酪氨酸和二碘酪氨酸,进而使 T_3 及 T_4 合成减少。另外,碘还有抑制甲状腺分泌(释放)甲状腺素的作用。其机制至今未完全阐明,有两种学说,一般认为过量的碘化物抑制谷胱甘肽还原酶,使甲状腺组织内谷胱甘肽减少,影响蛋白水解酶的生成,因而抑制了甲状腺素的释放。另有人认为是由于过量的碘化物抑制了甲状腺滤泡细胞内第二信使 cAMP 的作用所致,并提出这种作用的部位是在细胞膜上腺苷酸环化酶的激活。甲状腺素合成和释放的减少,反馈地使脑腺垂体分泌更多的 TSH,使甲状腺增生、肥大,形成高碘性甲状腺肿。

需要指出的是,碘阻断及碘对甲状腺分泌甲状腺素的抑制作用都是暂时的,而且机体可逐渐调节适应,这种现象称为“碘阻断的逸脱”。因此,我们见到许多甲状腺功能正常而患其他疾病的患者需要服用大量碘剂时,大多数并不产生甲状腺肿大,而且血中甲状腺素的水平也在正常范围。多数人认为在甲状腺本身有异常的患者,如慢性淋巴细胞性甲状腺炎(桥本甲状腺炎)、甲状腺功能亢进症合并有长效甲状腺刺激素(LATS)、甲状腺刺激抗体、抗微粒体抗体或甲状腺抑制抗体存在时,以及一些未知的原因,机体对碘阻断和对甲状腺分泌甲状腺素的抑制作用失去了适应能力,则可导致甲状腺功能减退症的发生以及引起“碘性甲状腺肿”,即“高碘性甲状腺肿”。

三、病理表现

高碘性甲状腺肿,腺体表面光滑,切面呈胶冻状,琥珀色,有的略呈结节状。光镜下见甲状腺滤泡明显肿大,上皮细胞呈柱状或上皮增生 2～4 层,有新生的筛孔状小滤泡。有的滤泡上皮断裂,滤泡融合、胶质多,呈深红色,上皮扁平。来惠明等用小鼠成功地复制了高碘性甲状腺肿的动物模型。电镜下可见极度扩大的泡腔中有中等电子密度的滤泡液,滤泡上皮细胞扁平,核变形,粗面内质网极度扩张,线粒体肿胀,溶酶体数量增多,细胞微绒毛变短且减少。

四、临床表现

高碘性甲状腺肿的临床表现特点为甲状腺肿大,绝大多数为弥漫性肿大,常呈Ⅰ～Ⅱ度肿大。两侧大小不等,表面光滑,质地较坚韧,无血管杂音,无震颤,极少引起气管受压的表现,但新生儿高碘性甲状腺肿可压迫气管,重者可致窒息而死。高碘性甲状腺肿可继发甲状腺功能亢进症,部分患者亦可出现甲状腺功能减退症,但黏液性水肿极少见。

实验室检查:尿碘高,24 小时甲状腺摄碘率低,常在 10% 以下。过氯酸钾释放试验阳性($>10\%$)。血浆无机碘及甲状腺中碘含量均显著增高。血清中 T_3稍高或正常,T_4 稍低或正常,T_3/T_4 比值增高。血清 TSH 测定大多数在正常范围,只有部分增高。

五、诊断

对有甲状腺肿大表现,有沿海地区或长期服用海产品或含碘高的深井水或含碘药物史,甲状腺摄碘率下降,过氯酸钾释放试验阳性,尿碘高即可诊断。

六、预防和治疗

对散发性高碘甲状腺肿,尽量避免应用碘剂或减少其用量并密切随访。对地方性高碘性甲状腺肿,先弄清楚是食物性还是水源性。对食物性者改进膳食,不吃含碘高的食物;对水源性者应离开高碘水源居住,或将高碘水用过滤吸附、电渗析法降碘后饮用。

治疗上一般多采用适量的甲状腺素制剂,以补充内生甲状腺素的不足,抑制过多的 TSH 分泌,缓解甲状腺增生。常用剂量:甲状腺素片,每次 40 mg,2～3 次/天,口服。或左甲状腺素片(优甲乐)50～150 μg,1 次/天,口服,可使甲状腺肿缩小或结节缩小,疗程为 3～6 个月。停药后如有复发可长期维持治疗。

对腺体过大产生压迫症状,影响工作和生活,或腺体上有结节疑有恶性变或伴有甲状腺功能亢进症者,应采用手术治疗。术后为防止甲状腺肿复发及甲状腺功能减退症可长期服用甲状腺素。对有心血管疾病的患者及老年人应慎重应用甲状腺制剂。

参 考 文 献

[1] 金琦.内科临床诊断与治疗要点[M].北京:中国纺织出版社,2021.

[2] 陈晓庆.临床内科诊治技术[M].长春:吉林科学技术出版社,2020.

[3] 玄进,边振,孙权.现代内科临床诊疗实践[M].北京:中国纺织出版社,2020.

[4] 王为光.现代内科疾病临床诊疗[M].北京:中国纺织出版社,2021.

[5] 费沛.内科常见病诊断与治疗[M].开封:河南大学出版社,2020.

[6] 陈曦.消化系统疾病内科诊治要点[M].北京:科学技术文献出版社,2021.

[7] 郭素峡,陈炎.心血管内科会诊纪要[M].北京:清华大学出版社,2021.

[8] 刘一柱.现代内科常见病诊疗思维[M].哈尔滨:黑龙江科学技术出版社,2021.

[9] 方千峰.常见内科疾病临床诊治与进展[M].北京:中国纺织出版社,2020.

[10] 张鸣青.内科诊疗精粹[M].济南:山东大学出版社,2021.

[11] 徐化高.现代实用内科疾病诊疗学[M].北京:中国纺织出版社,2021.

[12] 李欣吉,郭小庆,宋洁,等.实用内科疾病诊疗常规[M].青岛:中国海洋大学出版社,2020.

[13] 赵晓宁.内科疾病诊断与治疗精要[M].开封:河南大学出版社,2021.

[14] 赵新华.心内科疾病诊治精要[M].开封:河南大学出版社,2020.

[15] 黄佳滨.实用内科疾病诊治实践[M].北京:中国纺织出版社,2021.

[16] 刘增玲.神经内科常见疾病诊断指南[M].长春:吉林科学技术出版社,2020.

[17] 李晓明,徐勇,吕沐瀚.内科临床医师手册[M].北京:北京大学医学出版社有限公司,2020.

[18] 邹琼辉.常见内科疾病诊疗与预防[M].汕头:汕头大学出版社,2021.

[19] 刘镜,郎晓玲,于文超.实用临床内科诊疗学[M].北京:中国纺织出版

社,2020.

[20] 黄峰.实用内科诊断治疗学[M].济南:山东大学出版社,2021.

[21] 孙京喜.内科疾病诊断与防治[M].北京:中国纺织出版社,2020.

[22] 苏强,王美江,刘晓青.临床内科常见疾病诊疗学[M].天津:天津科学技术出版社,2020.

[23] 戎靖枫,王岩,杨茂.临床心血管内科疾病诊断与治疗[M].北京:化学工业出版社,2021.

[24] 孙久银.临床大内科常见疾病诊治[M].沈阳:沈阳出版社,2020.

[25] 苗秋实.现代消化内科临床精要[M].北京:中国纺织出版社,2021.

[26] 颜波.心内科临床与实践[M].天津:天津科学技术出版社,2020.

[27] 徐玮,张磊,孙丽君,等.现代内科疾病诊疗精要[M].青岛:中国海洋大学出版社,2021.

[28] 李阳.心血管内科诊疗精要[M].南昌:江西科学技术出版社,2020.

[29] 王桥霞.临床内科疾病诊疗[M].北京:科学技术文献出版社,2020.

[30] 徐新娟,杨毅宁.内科临床诊疗思维解析[M].北京:科学出版社,2021.

[31] 扈红蕾.内科疾病临床指南[M].长春:吉林科学技术出版社,2020.

[32] 王福军.心血管内科查房思维[M].长沙:中南大学出版社,2021.

[33] 张晓立,刘慧慧,宫霖.临床内科诊疗学[M].天津:天津科学技术出版社,2020.

[34] 马春丽.临床内科诊疗学[M].长春:吉林大学出版社,2020.

[35] 袁鹏.常见心血管内科疾病的诊断与防治[M].开封:河南大学出版社,2021.

[36] 陈威,易佳.依达拉奉和阿加曲班治疗脑栓塞合并房颤患者的临床研究[J].中国社区医师,2021,37(35):50-52.

[37] 杜洪彬.中重度脑白质疏松与急性腔隙性脑梗死患者 CMBs 进展的相关性[J].中国医学创新,2021,18(21):160-163.

[38] 李枚娟,黄卫斌.希氏束旁心律失常的射频消融治疗[J].实用心电学杂志,2021,30(03):195-198.

[39] 郭荣丹,赵宇红.奥美拉唑不同联用方案治疗急性胃炎效果对比研究[J].中国药物与临床,2021,21(02):269-271.

[40] 宫健,周新玲,高新英,等.不同剂量生长抑素治疗消化性溃疡出血的疗效及其对胃肠功能的影响研究[J].中国现代医生,2021,59(10):53-56.